Travail du laboratoire de thérapeutique expérimentale
de l'Université de Genève

ETUDE
PHARMACODYNAMIQUE
SUR
L'ALYPINE

THÈSE

PRÉSENTÉE A LA FACULTÉ DE MÉDECINE DE L'UNIVERSITÉ DE GENÈVE
POUR OBTENIR LE GRADE DE DOCTEUR EN MÉDECINE

par

Elisabeth STEINBERG

GENÈVE
IMPRIMERIE W. KÜNDIG & FILS
1907
N° 145

A notre cher maître
Monsieur le Professeur A. Mayor.

Qu'il nous soit permis d'exprimer ici notre vive reconnaissance à Monsieur le Professeur Mayor, de nous avoir inspiré l'idée de ce travail et pour l'amabilité, avec laquelle il nous a reçu dans son laboratoire.

Nous exprimons notre sincère gratitude à Monsieur le Docteur B. Wiki, premier assistant du laboratoire de Thérapeutique, qui nous a prêté son aide avec sa complaisance habituelle dans nos recherches personnelles.

INTRODUCTION

L'importance de l'anesthésie locale est si grande, et si évidente surtout dans les cas où les malades sont hors d'état de supporter une narcose générale, que nous jugeons inutile d'insister sur ce point. Le desideratum à remplir par un agent capable de provoquer l'anesthésie locale serait de rendre le malade insensible à l'opération sans laisser à la suite de son action de symptômes désagréables et fâcheux.

La cocaïne a été le premier agent chimique chez lequel on ait reconnu des propriétés anesthésiques nettes et quasi spécifiques. Et, dès les premières années après cette découverte l'anesthésie cocaïnique s'est considérablement étendue dans la pratique. Des instillations dans l'œil on a passé rapidement aux badigeonnages de certaines muqueuses, puis aux injections sous-cutanées, pour aboutir enfin à l'anesthésie par paralysie des racines sensitives rachidiennes (rachicocaïnisation.)

Mais, presque dès le début, on a reconnu que la cocaïne, tout en ayant de grandes qualités, présente de graves inconvénients. L'on n'a même pas tardé à enregistrer des cas de mort, assez nombreux, dus à la toxicité de cet alcaloïde. Il est certain qu'en modifiant le mode d'emploi primitif de ce médicament et que, tout particulièrement, en se servant de solutions moins concentrées, on diminue extrêmement sa nocivité ; mais encore n'arrive-t-on pas facilement à supprimer toute crainte d'accidents.

Ceci a poussé constamment à rechercher de nouveaux corps qui possédassent les qualités de la cocaïne sans en conserver tous les défauts.

C'est ainsi que l'on a proposé successivement : les eucaïnes, l'orthoforme, l'anesthésine, la subcutine, mais ceci avec des succès variables ; la très faible solubilité de l'orthoforme, de l'anesthésine et même de la subcutine, ne peuvent leur permettre de devenir de véritables succédanés de la cocaïne. La toxicité trop accentuée, encore, des eucaïnes ne leur a pas permis de détrôner leur concurrente.

Pour diverses raisons, d'autres substances aussi n'ont pas conservé en theurapeutique la place qu'on cherchait à leur réserver : ceci jusqu'à ce que, en 1904, M. Fourneau eût proposé, comme succédané de la cocaïne, un nouveau corps, la stovaïne, qui répond à la formule suivante :

$$C_2H_5 - \underset{\underset{CH_2.N_{CH_3}^{CH_3}.HCl}{|}}{\overset{\overset{CH_3}{|}}{CO.COC_6H_5}}$$

(Chlorhydrate de diméthylamino β benzoyl pentanol)

Tout en étant moins toxique que la cocaïne, la stovaïne n'est pas le corps idéal qu'on désirait trouver. Elle a une action anesthésique et une diffusibilité moindres que celles de la cocaïne. On est donc obligé d'employer, pour obtenir un effet donné, des doses plus fortes de stovaïne que celles correspondantes de cocaïne. Introduisant donc dans l'organisme une plus grande quantité du premier de ces corps, il semblait que l'on renonçât à bénéficier de sa moindre toxicité. En outre la stovaïne produit, de même que la cocaïne, la dilatation de la pupille, et amène un certain dépoli de la cornée.

Dernièrement, il nous a été proposé par M. Impens, comme succédané de la cocaïne, un nouveau corps, l'alypine. M. Impens a tâché d'obtenir un dérivé plus énergique en introduisant, dans la formule de la stovaïne, un groupe, amine diméthylée : La formule de l'alypine est

$$C_2H_5 - \overset{\displaystyle CH_2.N_{CH_3}^{CH_3}}{\underset{\displaystyle CH_2.N_{CH_3}^{CH_3}.HCl}{\mid \\ CO.COC_6H_5 \\ \mid}}$$

Il résulte de cette formule que l'alypine est un chlorhydrate de tétraméthyl diamino benzoyl pentanol.

Il se présente sous forme d'une poudre fine, cristaline, de couleur blanche, d'une saveur fortement amère, facilement soluble dans l'eau et l'alcool, et de réaction neutre. Les solutions d'alypine sont stérilisables par la chaleur au bout de cinq minutes, sans que l'anesthésique perde ses propriétés.

CHAPITRE PREMIER

Effets Physiologiques de l'Alypine.

§ 1. *Toxicité.*

D'après Impens, l'alypine est moins toxique que la cocaïne ;
l'équivalent toxique de ce dernier alcaloïde est deux fois plus
fort, pour le chat et le chien. La dose toxique pour le cobaye
est de 0,05-0,06 cgr. par kilog., mais M. Impens n'indique pas
par quelle voie il faisait ces injections.

Chevalier et Scrini ont comparé à ce sujet la cocaïne, la
stovaïne et l'alypine en employant des solutions à $1^o{}_o$ qu'ils
injectaient dans le péritoine. Ils ont indiqué comme repré-
sentant les doses toxiques par kilog. d'animal, les quantités
suivantes :

	Cocaïne.	Stovaïne.	Alypine.
Cobaye	0,08	0,18	0,16
Chat	0,03	—	0,057
Chien	0,05	0,12	0,06

Quant aux symptômes qu'elle produit et quant à sa marche, l'intoxication par l'alypine ressemble à celle produite
par la cocaïne : les effets observés consistent en une excitation psychomotrice, suivie de convulsions cloniques, qui
augmentent graduellement en fréquence et en intensité ; ces
convulsions selon Chevalier et Scrini seraient moins intenses

que celles provoquées par la stovaïne ; l'animal meurt par épuisement du système nerveux central, la respiration s'arrêtant avant le cœur.

§ 2. *Cœur et circulation.*

D'après Impens, la circulation n'est pas modifiée par les petites doses d'alypine, mais avec des doses massives il note le ralentissement des battements du cœur. Tout en diminuant la fréquence des battements, le médicament augmente l'énergie du cœur. L'alypine est un poison diastolique, c'est à dire que l'arrêt du cœur se fait en diastole.

D'après le même auteur l'alypine est un vaso-dilatateur. Mais avec les doses moyennes cette vaso-dilatation n'a aucun effet sur la pression ; les doses plus fortes provoquent au contraire, un abaissement de la pression en même temps que les ondes pulsatiles augmentent d'amplitude et que les battements du cœur se ralentissent. Cet abaissement de la pression est dû à la paralysie des vaso-moteurs.

Chevalier et Scrini sont arrivés à des résultats différents à certains points de vue. Pour eux, et bien qu'ils aient employé des solutions faibles ($1\text{-}2\,^{oo}/_{oo}$), ils n'ont reconnu à l'alypine aucune action tonique analogue à celle que possède la stovaïne. L'abaissement de la pression est constant et continu ; ils l'attribuent à la diminution de l'énergie du myocarde ainsi qu'à la paralysie vaso-motrice. En effet, vasodilatateur local, l'alypine est, en outre, pour eux, un vasodilatateur général agissant par l'intermédiaire du bulbe.

§ 3. *Respiration.*

La respiration est modifiée déjà par de petites doses et cette modification consiste en un ralentissement. Sous l'influence de doses massives la respiration se ralentit plus fortement encore, et, en même temps, devient plus profonde. Les doses toxiques la rendent au contraire plus fréquente et irrégulière. Ainsi que nous l'avons dit plus haut, l'arrêt de la respiration se fait toujours avant celui du cœur.

§ 4. *Action sur l'œil.*

Cette action a été étudiée par M. Impens, puis par Seifert, Scherer, Weil, etc. Ces auteurs sont arrivés à des résultats identiques : quelques gouttes d'une solution d'alypine au titre de 1 à 2 % produisent sur l'œil les effets suivants :

a) Au bout d'une minute, l'anesthésie commence à se manifester. Quelques minutes après, l'anesthésie est complète, et non seulement à la surface de la cornée, mais encore dans les couches profondes. L'instillation est accompagnée d'une sensation désagréable de brûlure, mais qui est moins forte que celle provoquée par la cocaïne. L'anesthésie dure huit à dix minutes et après la disparition de l'anesthésie, l'œil prend un aspect normal.

b) Simultanément à l'anesthésie on constate de l'hypérémie de la conjonctive qui est due à l'action vaso-dilatatrice du corps.

c) La pupille reste normale, pendant toute la durée de l'anesthésie. Ceci toutefois ne serait plus vrai, d'après Joulebine, lorsqu'on utilise les sol. à 5 %. A ce titre, l'alypine provoque une mydriase durant 30 minutes.

d) On n'a pas observé de parésie d'accommodation.

A certains points de vue les avantages de l'alypine sur la cocaïne seraient donc incontestables en oculistique.

CHAPITRE II

RECHERCHES PERSONNELLES.

Les diverses séries d'expériences que nous avons entrepri-
ses ont eu un double but. Tout d'abord nous avons voulu
nous rendre compte de la valeur de l'alypine en tant qu'a-
nesthésique local, puis nous avons cherché à reconnaître
quels pourraient être ses inconvénients, ces derniers, cela va
sans dire, résultant surtout des effets du corps après son ab-
sorption. Or les inconvénients d'un médicament de cet ordre peuvent résulter, d'une part, de leur toxicité générale,
d'autre part, de leurs actions sur les grandes fonctions organiques.

Nous avons employé la méthode comparative qui consiste
à étudier parallèlement, par des procédés expérimentaux
identiques, le corps à examiner et une substance appartenant à la même famille pharmacodynamique, substance de
laquelle les effets sont connus antérieurement. Dans l'espèce
cette substance ne pouvait être que la cocaïne, c'est-à-dire la
drogue dont les inconvénients ont justifié l'apparition des
divers succédanés que nous énumérions plus haut. Or, parmi
les actions de la cocaïne, on doit compter comme particulièrement importantes au point de vue des accidents provoqués
par ce médicament, les modifications du fonctionnement de
l'appareil cardio-vasculaire.

Les effets généraux et la toxicité, ont été étudiés sur des lapins libres en employant l'injection intraveineuse (dans la veine auriculaire); puis chez le cobaye, en pratiquant l'injection sous-cutanée.

Les effets cardio-vasculaires ont été enrégistrés sur le lapin, à l'aide du kymographion de Ludwig.

Nous relevons ici nos expériences en les groupant sous les titres suivants :
1. Instillation dans l'œil.
2. Injections dermiques et hypodermiques.
3. Injection dans la gaine du nerf sciatique.
4. Effets généraux et toxicité.
5. Injections intrarachidiennes.
6. Injections dans la masse cérébrale.
7. Etude des effets cardio-vasculaires.

I. Effets de l'alypine sur l'œil.

Instillations comparatives d'alypine et de cocaïne en solutions à 1 % dans l'œil du cobaye, du lapin et du chat.

Pour étudier les effets anesthésiants de l'alypine sur l'œil nous avons utilisé le cobaye, le lapin et le chat, en employant la substance au titre à 1 % et en instillant de cette solution une à deux gouttes dans l'un des yeux de l'animal choisi, tandis que dans l'autre œil nous déposions le même nombre de gouttes d'une solution de cocaïne de titre identique. Des nombreuses expériences que nous avons faites de cette façon nous rapportons seulement, à titre d'exemple, les suivants. Les autres nous ont donné des résultats absolument comparables.

a) Lapin.

4 h. 15. Instillation d'une goutte de la solution **de cocaïne** dans l'œil droit.

4 h. 16. Le réflexe cornéen est aboli.

4 h. 17. Anesthésie complète des régions centrales et inférieures de l'œil.

4 h. 20. L'œil est insensible partout.

4 h. 21. La cornée est dépolie.

4 h. 24. L'œil est complètement insensible.

4 h. 39. Point de réflexe.

4 h. 46. Réagit à l'attouchement de la partie supérieure de l'œil.

4 h. 53. La zone centrale de l'œil redevient sensible.

4 h. 55. L'anesthésie a disparu.

4 h. 15. Instillation d'une goutte de la solution **d'alypine** dans l'œil gauche.

4 h. 16. Le réflexe existe.

4 h. 17. La partie supérieure de l'œil est encore sensible, le reste de la surface est anesthésié.

4 h. 20. Anesthésie complète de l'œil.

4 h. 21. La cornée n'a pas perdu son aspect primitif.

4 2h. 4. L'anesthésie est absolue.

4 h. 39. Le réflexe apparait à l'attouchement des régions supérieures de l'œil.

4 h. 46. L'œil est sensible dans les régions centrales.

4 h. 55. L'anesthésie a disparu complètement.

b) Lapin.

2 h. 50. Instillation de deux gouttes **de cocaïne** dans l'œil droit.

2 h. 51. Le réflexe cornéen est aboli.

2 h. 50. Instillation de deux gouttes **d'alypine** dans l'œil gauche.

2 h. 51. L'œil est insensible au centre ; le réflexe cornéen est provoqué encore par l'attouchement au niveau des parties supérieure et inférieure de la sclérotique.

2 h. 52. L'anesthésie est complète.

2 h. 56. La pupille est dilatée, l'œil est saillant. La cornée est dépolie.

3 h. 7. La partie supérieure de la cornée redevient sensible.

3 h. 15. Un attouchement un peu brutal provoque le réflexe.

3 h. 35. L'anesthésie persiste à l'égard d'un faible attouchement.

3 h. 36. L'œil est redevenu sensible.

2 h. 52. L'œil est insensible partout.

2 h. 56. L'œil ne subit aucun changement, la pupille n'est pas dilatée. Aucun dépoli de la cornée.

3 h. 7. L'anesthésie a disparu à la partie supérieure de l'œil.

3 h. 15. Le réflexe cornéen apparait au simple attouchement.

3 h. 35. L'anesthésie a disparu.

c) Cobaye.

10 h. 43. Instillation d'une goutte **de cocaïne** dans l'œil droit.

10 h. 44. Le réflexe est aboli.

10 h. 45. L'anesthésie est complète.

10 h. 53. L'anesthésie persiste.

10 h. 55. Le réflexe n'existe pas.

10 h. 56. La cornée est dépolie.

10 h. 57. L'anesthésie persiste.

10 h. 49. L'anesthésie a disparu.

10 h. 43. Instillation d'une goutte **d'alypine** dans l'œil gauche.

10 h. 44. Le réflexe corné n'existe pas encore.

10 h. 45. L'œil est complètement insensible.

10 h. 53. L'œil redevient sensible dans sa partie supérieure.

10 h. 55. Le réflexe tantôt se montre, tantôt n'apparait pas.

10 h. 56. La cornée est parfaitement normale.

10 h. 57. L'anesthésie a disparu.

Ces expériences ont été répétées un grand nombre de fois avec les mêmes résultats. Il est donc évident, que l'alypine a une action anesthésiante sur l'œil, mais en la comparant avec la cocaïne, nous voyons que cette action se manifeste plus tardivement, et que sa durée est un peu moindre ; quant à l'intensité de l'anesthésie, elle est presque la même avec les deux corps.

De ces expériences nous pouvons encore conclure que l'alypine ne donne pas de dilatation de la pupille et ne produit pas la desquamation de l'épithélium. Comme l'on pouvait supposer que l'absence de ces deux phénomènes était due au faible titre de la solution, nous avons examiné si des doses plus fortes du toxique seraient capables de déterminer des phénomènes spéciaux. Or, ni avec la solution à 2 % ni avec celle à 4 % nous n'avons observé les deux symptômes, dont nous parlions, et qui sont si caractéristiques de l'action de la cocaïne. Ajoutons que, si l'alypine ne dilate pas la pupille, elle ne la rétrécit pas non plus.

Voyant que l'alypine en solution à 1 % donne une anesthésie moins parfaite que les solutions de cocaïne au même titre, nous avons pratiqué les mêmes expériences en forçant un peu le titre de la solution d'alypine, pour voir si nous obtiendrions des effets semblables à ceux de la cocaïne en solution à 1 %. Mais, pour que la différence d'action, s'il en apparaissait, résulta simplement du changement de titre, et non de la différence dans les quantités d'alcaloïdes employées, nous avons constamment instillé du collyre de cocaïne, un nombre de gouttes supérieur à celui du collyre d'alypine.

Utilisation de la solution d'alypine à 2 % chez les lapins.

EXPÉRIENCE 1.

10 h. 28. Instillation de 2 gouttes de solution de cocaïne à 1 % dans l'œil droit.	10 h. 28. Instillation d'une goutte de la solution d'alypine à 2 % dans l'œil gauche.

10 h. 29. Le réflexe cornéen est aboli.

10 h. 30. La conjonctive est sans modification, la pupille est dilatée.

10 h. 36. L'anesthésie persiste seulement par places.

10 h. 38. L'anesthésie a disparu complètement.

10 h. 29. L'insensibilité de l'œil est complète.

10 h. 30. La conjonctive est hyperémiée, la pupille n'est pas dilatée.

3 h. 36. L'anesthésie est absolue.

3 h. 38. L'anesthésie n'a disparu qu'à l'égard d'un attouchement énergique.

Expérience 2.

10 h. 44. Instillation de trois gouttes **de cocaïne** en solution de 1 %.

10 h. 45. Anesthésie complète de l'œil.

10 h. 52. L'anesthésie persiste, la cornée est dépolie, la pupille est dilatée.

11 h. 6. L'anesthésie a disparu pour un attouchement un peu brutal.

11 h. 10. Disparition complète de l'anesthésie.

10 h. 44. Instillation de deux gouttes de la solution **d'alypine** à 2 %.

10 h. 45′ 30″. Anesthésie complète de l'œil ; hyperémie de la conjonctive.

10 h. 52. L'anesthésie persiste également, on n'observe rien ni du côté de la cornée, ni du côté de la pupille.

11 h. 6. L'anesthésie a disparu pour un attouchement un peu brutal.

11 h. 10. L'anesthésie persiste en quelques points.

En employant donc les solutions d'alypine à 2 %, nous sommes arrivés à obtenir une anesthésie semblable et même un peu plus durable qu'avec les solutions de cocaïne à 1 %, sans observer les phénomènes désagréables qui caractérisent ce dernier (dilatation pupillaire, dépoli de la cornée).

II. — Effets de l'alypine sur les extrémités nerveuses tactiles.

Injections dermiques et hypodermiques.

Ces expériences ont été faites sur le cobaye. Pour comparer le pouvoir analgésiant de l'alypine avec celui de la cocaïne, nous avons injecté, en faible partie dans l'épaisseur du derme, et, surtout, dans l'hypoderme, des masses égales de solution à 1 °/₀ de cocaïne et d'alypine. Nous choisissions sur le dos de l'animal, dans la région lombaire, et de chaque côté de la colonne vertébrale, deux points symétriques, au niveau desquels nous introduisions, à gauche, par exemple, 1/2 cc de solution d'alypine; à droite la même quantité de la solution de cocaïne.

Deux minutes après l'injection, des deux côtés la surface cutanée était anesthésiée ; nous avons pu inciser la peau des deux côtés sans que l'animal réagit. Cette expérience a été répétée 8 fois avec le même résultat, mais l'anesthésie paraît être plus complète du côté cocaïnisé. Les deux corps possèdent donc le même pouvoir analgésiant ; mais la différence consiste en ce que l'anesthésie du côté cocaïnisé s'étend au delà des régions atteintes par la solution injectée, tandis que du côté alypinisé, l'animal réagit fortement dès qu'on dépasse les limites de la zone d'injection. La diffusibilité de l'alypine est donc moins grande que celle de la cocaïne. En outre, nous avons constaté, en incisant la peau, que le côté alypinisé saigne plus fortement. L'alypine est donc un vaso-dilatateur local. Ces deux phénomènes : diffusibilité moindre que celle de la cocaïne, et vaso-dilatation locale remplaçant la vaso-constriction provoquée par cette dernière, caractérisent aussi, on le sait, les effets de la stovaïne.

III. — Effets de l'alypine sur le tronc nerveux.

Injection dans la gaine du nerf sciatique.

L'on connait le phénomène décrit par François Franck sous le nom de section physiologique du nerf, et qui consiste en ce que la cocaïne, et les substances d'action semblable, sont douées de la propriété d'amener une rupture fonctionelle du cordon nerveux.

Lorsqu'il s'agit d'un nerf mixte, par conséquent, le courant électrique appliqué au point injecté ne produit, de la part de l'animal, aucune réaction ni sensitive ni motrice. De plus si l'on porte les excitateurs sur la région immédiatement supérieure au lieu de l'injection, l'on obtient des manifestations douloureuses plus ou moins vives, à l'exclusion de toute contraction des muscles innervés par le nerf électrisé ; tandis que, si l'on s'adresse à la portion sousjacente au lieu d'injection, c'est la musculature, qui entre en contraction, l'animal ne manifestant d'ailleurs aucune douleur. Nous avons examiné si, avec l'alypine, on obtient facilement cette section physiologique du nerf, phénomène qui, on le comprend, est en rapport direct avec la propriété du médicament de paralyser à la façon de la cocaïne, tout élément nerveux avec lequel il entre en contact sous forme de solution suffisamment concentrée. Or, comme nous allons le voir, la section physiologique du nerf peut être obtenue au moyen de l'alypine avec une facilité qui paraît égale à celle que l'on a réalisée au moyen de la cocaïne et de la stovaïne.

Nous avons expérimenté sur quatre lapins. Nous donnons ici, en exemple, la relation de l'une seulement de nos expériences, les trois autres ayant donné des résultats semblables.

Expérience.

4 h. Injection de 3 gouttes de solution d'alypine à 1 %, dans la gaine du nerf sciatique droit. Le lapin réagit fortement à la piqûre du nerf et à l'injection de la première goutte : l'injection des deux gouttes suivantes paraît moins nettement perçue. Le nerf prend un aspect mat sur une longueur d'environ 5^{mm}.

4 h. 2. La faradisation répétée de la partie injectée, avec un courant faradique d'intensité variable (distance des bobines : 21 — 13), n'est suivie d'aucun mouvement dans la patte, ni d'aucune réaction générale démontrant la douleur. La faradisation au dessous du point d'injection produit un tétanos dans la patte sans que le lapin manifeste de douleur. La faradisation au dessus de ce même point provoque des mouvements généraux de défense (douleur), sans amener de mouvements dans la patte correspondante.

4 h. 10. La région du nerf devenu insensible n'est pas plus étendue ; mêmes effets de l'électrisation.

4 h. 18. La faradisation (distance des bobines = 15) du nerf au dessous du point d'injection produit des mouvements dans la patte, mais pas de réaction douloureuse. Au dessus de l'endroit où a eu lieu l'injection, elle détermine une forte douleur ; à l'endroit même de l'injection ni douleur, ni mouvements.

4 h. 25. Mêmes résultats de la faradisation.

4 h. 35. La sensibilité est encore abolie, tandis que la motilité réapparaît.

4 h. 50. La faradisation pratiquée au dessous du point d'injection donne lieu à la contraction des muscles correspondants. Lorsqu'on électrise la portion du nerf où a été déposé le poison, il se produit, outre la contraction des mêmes muscles, des manifestations de douleur.

5 h. 20. Mêmes effets de la faradisation.

5 h. 30 La faradisation au dessous du point d'injection provoque de la douleur; le nerf, 1 h. ½ après l'injection, a donc repris l'intégrité de ses fonctions.

IV. ACTION GÉNÉRALE DE L'ALYPINE.

Nous avons étudié l'action générale de l'alypine en employant deux procédés d'introduction de médicament: la voie veineuse (injection dans la veine auriculaire du lapin) et la voie hypodermique (chez le cobaye).

A. *Injections hypodermiques.*

Nous donnons simplement ici les résultats d'un nombre restreint d'entre nos expériences en les choisissant de façon qu'elles démontrent les effets de l'alypine injectée à des doses variant de gr: 0,04 par kilog. à gr: 0,055 par kilog.

EXPÉRIENCE N° 1.

Cobaye ♂ 530 gr.

3 h. 25. Injection hypodermique (au niveau du dos, en un seul point) de 2,1 cc. d'alypine à 1 % = 0,04 cgr. par kilog.

3 h. 26. L'animal paraît inquiet, sa respiration est précipitée. Tremblement de la tête. Le pincement des pattes produit une réaction normale.

3 h. 40. L'animal est tranquille, un peu somnolent. L'état somnolent dure quelques minutes ; puis le cobaye ne présente plus rien de remarquable.

EXPÉRIENCE N° 2.

Cobaye ♂ 690 gr.

4 h. Injection hypodermique (au niveau du dos, en un seul point) de 3,45 cc. d'alypine à 1 % = 0,05 cgr. par kilog.

4 h. 1. Léger tremblement, l'animal restant tranquille.

4 h. 15. L'animal est fortement agité ; la respiration est précipitée.

4 h. 16. Tombe sur le côté droit : convulsions des quatre membres puis, après une minute, le cobaye reste tranquille sur le côté. Quand on le pince, il réagit.

4 h. 19. Accès convulsif sous forme de mouvements de course ; après lequel l'animal cherche à se relever, mais tombe sur le côté droit.

4 h. 21. Nouvel accès, moins fort, qui dure une minute ; ensuite l'animal reste tranquille.

4 h. 25. Mouvements de course, tête renversée en arrière.

4 h. 30. Nouvel accès.

4 h. 33. Convulsions de même forme et par accès successifs.

4 h. 35.   —   —

4 h. 39.   —   —

4 h. 41. Tend à se remettre sur ses pattes.

4 h. 42. Marche en trainant les pattes postérieures. Ronge indifféremment tous les objets qu'il rencontre (délire professionnel).

4 h. 45. Reste tranquille sur place ; tremblant et un peu somnolent.

4 h. 50. L'animal est abattu.

5. h. Revient peu à peu à l'état normal.

Le lendemain bien portant. Poids 640 gr.

Expérience N° 3.

Cobaye ♂ 840 gr.

4 h. 10. Injection hypodermique (sur le dos et en un seul point), de 5 cc. = 0,06 cgr. par kilog. L'injection ne parait pas être douloureuse.

4 h. 11. L'animal est un peu agité. La respiration est superficielle.

4 h. 20. Reste calme dans un coin, la respiration est plus profonde.

4 h. 22. Accès convulsif : secousses de la tête de haut en bas ou d'avant en arrière ; chute sur le côté puis sur le dos, en convulsant. La convulsion cessée, se remet sur ses pattes, reste un instant tranquille pour être pris de nouveau de convulsions, qui durent une minute. Cherche à se remettre sur ses pieds, parvient finalement: mais reste affaissé, le ventre reposant sur le sol, et en état de trémulation.

4 h. 27. Secousses convulsives, débutant par la tête, pour s'étendre au tronc. Puis l'animal reste tranquille, étendu sur le ventre: il ne tombe pas sur le côté.

4 h. 30. Accès convulsif: tombe sur le côté droit ; s'agite des quatre membres, surtout des pattes antérieures, la tête en opisthotonos. Quand on cherche à le remettre sur pieds, reste allongé sur le ventre ; puis essaye de faire quelques pas.

4 h. 31. Nouvel accès, présentant la même forme et suivi de petits mouvements persistant dans les pattes et la face.

L'animal reste sur le côté ; lorsqu'on cherche à le redresser, il retombe.

4 h. 32. Le pincement des pattes postérieures ramène les convulsions. Calme relatif ; puis les convulsions reparaissent et se suivent de très près. Grincements de dents.

4 h. 35. Convulsions subintrantes. Tantôt le pincement ne provoque plus aucune réaction, tantôt il donne lieu à des accès convulsifs. Le nez est cyanosé, les pattes deviennent pâles. Respiration spasmodique dans la période de calme relatif.

4 h. 40. Les convulsions vont en diminuant d'intensité.

4 h. 45. Mort.

Autopsie : congestion de tous les organes, surtout de l'intestin ; le cerveau ne présente rien de particulier.

Expérience N° 4.

Cobaye ♀ 590 gr.

3 h. 38. Injection hypodermique (sur le dos en un seul point), de 2,65 cc. à 1 % = 0,045 mgr. par kilog. L'animal est calme, mais présente un léger tremblement de la tête. La respiration est plus superficielle, qu'avant l'injection.

3 h. 40. Mâchonnement.

3 h. 50. Convulsions : tremblements de la tête, se propageant à tout le corps : l'animal est étendu sur le ventre.

3 h. 51. Cherche à marcher ; se réfugie dans un coin, ferme les yeux : de temps en temps fait sa toilette.

3 h. 53. Le pincement produit des convulsions : la tête se renverse en arrière, des secousses apparaissent dans les pattes et dans le tout le corps, sans que l'animal tombe.

3 h. 58. Le pincement ne produit plus de convulsions : le cobaye court un instant, puis reste calme dans un coin.

4 h. Secousses convulsives spontanées, commençant par la tête; mouvements de course. Les convulsions durent une minute, ensuite l'animal reste calme affaissé.

4 h. 4. Somnolent; de temps en temps surviennent des secousses de la tête. Réagit fortement au pincement. Démarche peu assurée; l'animal cherche autour de lui et ronge sans discernement les objets qu'il rencontre.

4 h. 10. Convulsions.

4 h. 15. L'animal reprend à peu près l'attitude normale.

EXPÉRIENCE N° 5.

Cobaye ♀ 660 gr.

5 h. 7. Injection hypodermique (sur le dos en un seul point) de 3,63 cc. à 1 % = 0,055 mgr. par kilog.

5 h. 9. L'animal s'agite et crie.

5 h. 11. Reste calme dans un coin.

5 h. 15. Convulsions, chute sur le côté.

5 h. 27. Les pattes antérieures s'agitent comme dans l'acte de courir.

5 h. 28. Convulse, tombe sur le côté. Respiration superficielle et haletante.

5 h. 35. Nouvel accès de même forme.

5 h. 40. — —

5 h. 45. Accès plus fort. Mouvements de course, opisthotonos.

5. h. 46. Cherche à se relever. Reste sensible au pincement.

5 h. 52. Accès convulsif.

6 h. 7. Mouvements de course, fort opisthotonos

6 h. 8. Délire: ronge ses pattes et les objets qui l'entourent.

6 h. 20. Convulsions subintrantes.

6 h. 22. Cherche à se relever; retombe sur le dos, ensuite sur le côté. Mouvements de course forts.

Les convulsions deviennent de plus en plus faibles, l'animal se calme et se rétablit.

EXPÉRIENCE N° 6.

Cobaye 630 gr.

3 h. 15. Injection hypodermique (sur le dos en un seul point), de 3,18 cc. à 1 °/₀ = 0,06 cgr. par kilog.

3 h. 16. Calme, se cache dans un coin.

3 h. 20. Convulse, tombe sur le côté.

3 h. 21. Mouvements de course, opisthotonos. Grincements de dents. Le pincement est senti.

3 h. 30. Convulse plus fortement. Le nez se cyanose.

3 h. 35. Respiration spasmodique. Faibles convulsions. Cyanose du nez et des extrémités.

3 h. 40. Tranquille sur le côté. Léger tremblement.

3 h. 41. Mouvements de course. Opisthotonos.

3 h. 47. Reste calme couché sur le côté. De temps en temps secousses de la tête.

3 h. 57. Accès convulsif.

4 h. 10. Mouvements de course, opisthotonos.

Les accès convulsifs se répètent toutes les 5 minutes et durent à peu près une minute.

Le lendemain, l'animal est bien portant.

EXPÉRIENCE N° 7.

Cobaye ♀ 635 gr.

3 h. 20. Injection hypodermique (sur le dos en un seul point), de 3,81 cc. d'alypine à 1 °/₀ = 0,06 cgr. par kilog.

3 h. 21. Tremblement de la tête.

3 h. 22. Se cache dans un coin. La respiration est superficielle.

3 h. 30. Un peu somnolent. La sensibilité est intacte. L'endroit où a été faite l'injection ne paraît pas sensible.

3 h. 35. Fort tremblement de la tête, se propageant bientôt au corps entier.

3 h. 36. Convulsions.

3 h. 37. Calme, en attitude normale.

3 h. 39. Convulsions. Mâchonnement.

3 h. 40. Tremblement de tout le corps. Le pincement produit de légères convulsions.

3 h. 42. La tête s'incline vers la table sur laquelle le museau finit par reposer. Bientôt l'animal semble chercher autour de lui quelque objet qu'il puisse ronger.

3 h. 43. Secousses convulsives de la tête ; les membres de l'animal glissent sur le plan de la table ; mâchonnement.

3 h. 45. Convulsions. L'animal tombe sur le côté, la tête renversée en arrière. La respiration est profonde.

3 h. 47. Mouvements de course des pattes antérieures, puis des quatre membres. Grincements de dents.

3 h. 50. Fort accès convulsif.

3 h. 54. Le pincement provoque des convulsions.

3 h. 56. Cyanose du nez.

3 h. 58. Demeure calme sur le côté.

3 h. 59. Tremblement des pattes antérieures. La respiration devient pénible. La sensibilité est conservée.

4 h. 7. Accès convulsif.

4 h. 10. ·   ·

4 h. 40. L'animal tend à se mettre en mouvement ; il ronge sans discernement ce qu'il rencontre.

4 h. 45. Etendu sur le ventre. Fait des efforts pour se relever sur ses pattes antérieures. La respiration est pénible.

4 h. 55. Mouvements de course.

5 h. 20. Cyanose du nez et des pattes. Les convulsions vont en diminuant. La respiration est très pénible.

5 h. 30. Mort.

Autopsie : Hypérémie des intestins. Le cerveau est congestionné.

EXPÉRIENCE N° 8.

Cobaye ♂ 600 gr.

2 h. 47. Injection hypodermique (sur le dos en un seul endroit) de 3,90 cc, d'alypine à 1 % = 0,065 mgr. par kilog.

2 h. 48. L'animal est agité, court, cherche autour de lui.

2 h. 51. Convulsions. Tremblement de la tête d'avant en arrière.

2 h. 52. Mouvements de course.

2 h. 53. Le pincement provoque des convulsions.

2 h. 54. Secousses de la tête.

2 h. 55. Accès convulsif. L'animal tombe sur le côté.

2 h. 56. Opisthotonos, mouvements de course.

3 h. Accès convulsif. La respiration est pénible.

3 h. 2. Cyanose du nez.

3 h. 3. Accès convulsif. La sensibilité est conservée.

3 h. 5. Accès convulsif. Cyanose des pattes.

3 h. 25. Respiration spasmodique.

3 h. 30. Mort.

Autopsie : Congestion des poumons.

Ces expériences nous montrent quels sont les effets généraux qu'on observe chez le cobaye à la suite de l'injection hypodermique d'alypine. D'autre part elles nous permettent d'établir la dose toxique du médicament pour cette espèce animale.

Une dose suffisante pour provoquer des effets manifestes, mais insuffisante pour donner la mort, donne lieu exclusivement à des phénomènes d'excitation. L'animal paraît inquiet, puis traverse une phase d'agitation, qui s'accentue pour aboutir à un état convulsif. Les convulsions se répètent plus ou moins fréquemment suivant la dose injectée et la sensibilité individuelle de l'animal ; puis, graduellement celui-ci se tranquillise et après une heure il est complètement rétabli.

Si la dose est mortelle on observe des convulsions, qui surviennent tantôt immédiatement après l'injection, tantôt après une courte période de calme. En pareil cas l'agitation prémonitoire paraît supprimée, selon la règle générale qui veut que les fortes doses d'un poison fassent dépasser d'emblée la période primitive de son action. Une fois les convulsions commencées, elles se répètent coup sur coup, épuisant le système nerveux du cobaye. Et, après une phase pendant laquelle l'animal reste immobile, sur le côté, en proie à un état de dyspnée avec spasmes respiratoires, la mort survient par asphyxie.

Nous avons établi la dose toxique pour le cobaye de poids moyen par comparaison des résultats de 19 expériences. Cette dose est de 0,06 cgr. par kilog. injectée sous la peau en solution à 1 %. Tous les animaux qui ont reçu moins de cette dose ont survécu, sauf un seul d'entre les cobayes ayant reçu 5 ½ cgr., tandis que la dose de 6 cgr. par kilog. a tué les 7 cobayes auxquels on l'a injectée.

L'alypine serait donc pour le cobaye, et dans les conditions dans lesquelles nous nous sommes placés, un peu moins toxique que la cocaïne, mais notablement plus toxique que la stovaïne. Mlle Kamenzove en effet, dans les conditions expérimentales identiques aux nôtres, trouve, comme dose toxique pour le kilog. de cobaye:

gr: 0,045 pour la cocaïne.

gr: 0,110 pour la stovaïne.

B. *Injections intravasculaires dans la veine postérieure de l'oreille du lapin.*

c) *Injection de cocaïne à 1 %.*

Expérience N° 1.

Lapin 1945 gr.

4 h. 31. *Injection d'un ½ cc. de la solution dans une des veines de l'oreille.* L'animal tombe immédiatement en convulsion avec opisthotonos, puis se relève, mais les membres demeurent raides, les yeux largement ouverts, comme égarés, les pupilles dilatées. Au bout d'un instant, l'animal reprend une attitude normale, mais reste agité, constamment en mouvement.

4. h. 48. *Injection de 1 cc.* Tombe sur le côté, opisthotonos, mouvements de course.

4 h. 49. Les membres sont tantôt contracturés en extension, tantôt agités en mouvements de course.

4 h. 51. L'animal est toujours agité et garde un aspect égaré. Les vaisseaux de l'oreille sont contractés.

4 h. 58. *Injection de ½ cc.* Convulsions; les membres sont en extension, opisthotonos.

4 h. 59. Les convulsions cessent; l'animal se remet et reste étendu sur le ventre ; les pattes postérieures sont en extension.

5 h. 5. Déposé sur le sol : se met en mouvement, les membres un peu raides.

5 h. 14. Nouvelles convulsions, laissant les membres raides; puis le lapin se relève, reste tranquille un moment, pour s'agiter ensuite. Déposé sur le sol il se met en marche.

5 h. 53. *Injection d'un demi-centimètre cube.* L'animal est agité.

6 h. 10. *Injection d'un centimètre cube.* Convulsions toniques d'abord, pattes en extension ; ensuite mouvements de course, l'animal restant sur le côté. Les yeux sont largement ouverts. Le nez se cyanose. Mâchonnement. De petites secousses persistent dans les pattes postérieures.

6 h. 14. Accès convulsif.

6 h. 15. Cherche à se relever, mais tombe sur le côté; fait de nouveau et à plusieurs reprises des efforts pour se relever ; y arrive et réussit à progresser quoique les pattes glissent sur le sol. Enfin reprend l'attitude normale et, après un certain temps d'immobilité, peut se remettre en marche.

Expérience N° 2.

Lapin 2205 gr.

4 h. 30. *Injection de trois quarts de centimètre cube de la solution de cocaïne à 1 %₀ dans la veine de l'oreille.* Secousses de la tête, qui est renversée en arrière. Grande crise convulsive : chute sur le côté. Ensuite se remet un instant, mais reste en état de demi-rigidité.

4 h. 31. Petites secousses de temps en temps. Les yeux restent largement ouverts. La respiration est plus rapide

3

qu'avant l'injection. L'animal est sur le ventre, les membres étendus.

4 h. 32. Peut se remettre sur ses pattes. Les oreilles qui, avant l'expérience, étaient rouges et les vaisseaux dilatés, sont devenues pâles et leurs vaisseaux se sont rétrécis.

4 h. 35. L'animal est toujours excité.

4 h. 45. *Injection d'un demi-centimètre cube.* L'animal tombe, agite les membres. La respiration est très rapide.

4 h. 48. L'animal se calme ; les oreilles redeviennent rouges.

5 h. 33. *Injection de trois quarts de centimètre cube.* Chute sur le ventre, les membres s'étendent.

5 h. 33'30". Opisthotonos, chute sur le côté avec une grande crise épileptiforme.

5 h. 35. Mouvements de course. Les oreilles sont de nouveau pâles.

5 h. 36. Cherche à se remettre. Quand on le place sur le ventre, il y reste avec les pattes étendues.

5 h. 37. Etendu sur le ventre, tranquille.

5 h. 39. L'animal a repris son attitude normale.

EXPÉRIENCE N° 3.

Lapin 2030 gr.

4 h. 47. *Injection de trois quarts de centimètre cube de la solution de cocaïne dans la veine de l'oreille.* L'animal s'agite violemment. Ensuite surviennent de grandes convulsions, sous forme des mouvements de course. Raideur des membres.

4 h. 48. Les membres antérieurs présentent des secousses subconvulsives. Les yeux sont largement ouverts, les pupilles sont dilatées. La respiration est rapide.

4 h. 49. La crise paraît être terminée, mais l'animal est agité, incapable de se remettre sur pieds.

4 h. 55. Cherche à marcher.

4. h. 58. L'animal prend l'attitude normale.

5 h. *Injection de trois quarts de centimètre cube.* Immédiatement l'animal tombe en convulsions. Raideur des quatre membres.

5 h. 2. Légers mouvements dans les pattes postérieures, qui sont en extension.

5 h. 3. L'animal peut ramener le train postérieur dans l'attitude normale, sans que les membres puissent soutenir le bassin.

5 h. 4. Le bassin est en position normale.

5 h. 5. Mouvements de fuite sur place. Les membres sont trop faibles pour soutenir l'animal. Après des efforts infructueux, reste affaissé. La respiration est rapide.

5 h. 6. Mouvements de course.

5 h. 7. Se remet sur ses jambes après un instant d'agitation.

5 h. 23. *Injection de trois quarts de centimètre cube.* L'animal se met en mouvement, s'agite.

5 h. 24. Convulsions ; le train antérieur tombe sur le côté gauche, la tête en opisthotonos. Les pupilles sont dilatées, il y a un peu de nystagmus. La respiration est très rapide.

5 h. 27. Les mouvements convulsifs sont terminés. L'animal commence à se remettre.

5 h. 28. Faible, mais, par instants, prend l'attitude normale.

5 h. 30. A repris l'attitude du lapin au repos.

a) *Injection d'alypine à 1 %.*

EXPÉRIENCE N° 1.

Lapin 2000 gr.

3h. 58. *Injection d'un ¹/₂ cc. de la solution.* L'animal ne présente rien d'anormal.

4 h. 12. *Injection d'un 1 cc.* Série de petites secousses de tout le corps, la tête en opisthotonos. L'animal reste étendu un instant sur le ventre ; ensuite cherche à se mettre en mouvement. Après quelques efforts infructueux, il s'immobilise de nouveau, étendu sur le ventre, incapable de se tenir sur ses pattes.

4 h. 16. L'animal se remet et reste dans une position normale.

4 h. 22. *Injection d'un ¹/₂ cc.* L'animal est tranquille, étendu sur le ventre ; petites secousses de la tête. Les yeux ont de la tendance à se fermer, la tête s'incline en avant. La sensibilité persiste. La respiration est ralentie.

4 h. 35. *Injection d'un ¹/₂ cc.* Avant l'injection paraissait se réveiller. Après l'injection s'affaisse de nouveau, les yeux se ferment, l'animal est tranquille et somnolent.

4 h. 39. Se réveille.

4 h. 50. *Injection d'un ¹/₂ cc.* L'animal est tranquille.

4 h. 53. Déposé sur le sol, se cache dans un coin et y reste immobile.

5 h. 1. *Injection d'un 1 cc.* Les pattes postérieures se portent en extension ; la tête tombe sur le côté droit en opisthotonos. Mouvements de course des quatre membres, se faisant avec lenteur. Le nez est cyanosé, puis : convulsions toniques.

5 h. 3. Tranquille sur le côté.

5 h. 5. Accès convulsif : mouvements de course.

5 h. 7. Cherche à se relever, mais tombe sur le côté, bientôt se relève et reste en attitude normale, un peu somnolent.

EXPÉRIENCE N° 2.

Lapin 1935 gr.

4 h. 35. *Injection d'un ¹/₂ cc.* L'animal reste tranquille et ne présente rien d'anormal.

4 h. 40. *Injection d'un ¹/₂ cc.* Tendance à fermer les yeux, puis s'élève sur les pattes. Secousses de la tête.

4 h. 45. *Injection d'un ¹/₂ cc.* Affaissé, la tête tombe sur la table : les yeux se ferment.

4 h. 50. *Injection d'un ¹/₂ cc.* L'animal est affaissé.

4 h. 51. Secousses de la tête. Tendance à se mettre en mouvement.

4 h. 55. *Injection d'un ¹/₂ cc.*

4 h. 56. Convulse, tombe sur le côté en opisthotonos; mouvements d'oscillations d'un côté à l'autre.

4 h. 57. Etendu sur le ventre.

EXPÉRIENCE N° 3

Lapin 2140 gr.

4 h. 37. *Injection de trois quarts de centimètre cube.* Immédiatement après l'injection, l'animal est étendu sur le ventre, le nez tombe sur le plan de la table.

4 h. 38. Petites secousses des quatre membres, l'animal reste étendu sur le ventre.

4 h. 39. Crise convulsive. Les membres sont en extension.

4 h. 40. L'animal commence à ramener son train postérieur dans l'attitude normale.

4 h. 42. Peut reprendre son attitude normale, mais les pattes antérieures glissent en avant.

4 h. 54. *Injection de trois quarts de centimètre cube.* L'animal fait quelques pas, ensuite il reste étendu sur le ventre, la tête tournée à gauche. La respiration devient superficielle. Les oreilles sont rouges.

5 h. 10. *Injection de trois quarts de centimètre cube.* L'animal fait quelques pas, ensuite tombe sur le ventre, les membres sont en extension, la tête tombe de côté.

5 h. 11. Raideur du corps. Les oreilles sont rouges, les vaisseaux dilatés.

5 h. 12. Secousses de la tête et des membres postérieurs.

5 h. 14. Convulsions, l'animal tombe sur le côté gauche.

5 h. 15. La crise est terminée. Les membres sont raides.

5 h. 17. Le lapin cherche à se remettre sur ses pattes, mais celles-ci sont incapables de le soutenir.

5 h. 20. L'animal reprend son attitude normale. Demi-occlusion des yeux. Le moindre bruit réveille l'animal.

Nous pouvons résumer comme suit les phénomènes que nous avons observés en expérimentant sur les lapins et en pratiquant l'injection dans la veine auriculaire :

L'injection elle-même ne paraît pas être douloureuse ; l'animal reste tranquille pendant toute la durée de l'injection. Les doses de 1/2 cgr. ne provoquent pas de phénomènes appréciables, mais avec 0,01 cgr., immédiatement après l'injection, il se produit une série de petits mouvements subconvulsifs, la tête tendant à se renverser en opisthotonos, mais ce qui domine, c'est l'état de faiblesse générale ; l'animal est incapable de se tenir sur ses pattes ; sa respiration se ralentit. Quelques minutes après cependant le lapin reprend une attitude normale et paraît rétabli. Si l'on administre de nouvelles doses de 1/2 cgr., et au fur et à mesure que le toxique s'accumule, l'état d'affaissement augmente, l'animal semble parésié et somnolent. Cependant cette dépression est interrompue parfois par quelques petites secousses convulsives. Enfin, lorsqu'on a atteint la dose totale de 2 cgr. à 2 cgr. 1/2, l'élément convulsif s'accentue. On voit survenir de grandes secousses convulsives toniques, puis cloniques au cours desquelles les pupilles se dilatent, la respiration devient irrégulière et pénible. Avec les doses que nous avons employées (de 0,01 à 0,03 cgr. par kilog.) le lapin ne succombe pas : peu à peu l'état convulsif cède, la faiblesse persistant seule pendant un certain temps, puis l'animal se relève tout en restant un peu somnolent. Le lendemain tout est rentré dans l'ordre.

Lorsqu'on compare avec le tableau que nous venons de décrire celui qui résulte de l'injection, dans les mêmes conditions, d'une solution de cocaïne à titre identique, l'on constate que cette dernière substance est plus nettement excitante.

Très rapidement, les petites secousses du début sont remplacées par de grandes couvulsions éclamptiformes, et la période de somnolence observée avec l'alypine fait ici complètement défaut. Quant à la marche des convulsions, des phénomènes qui les accompagnent, il n'y a pas de différence nette entre les deux intoxications. Et avec la cocaïne aux doses employées, de même qu'après les injections d'alypine, les lapins se sont rétablis facilement.

Notons ici que, au cours de ces expériences il nous a été facile de constater les effets vasculaires différents de nos deux alcaloïdes. Si l'on a soin de faire porter l'observation sur la période première de l'intoxication, c'est-à-dire sur le moment où l'animal a reçu une quantité de poison correspondant exclusivement à ce que seraient les doses thérapeutiques pour l'homme, et si l'on prend garde de ne pas tenir compte de ce qui se passe aussitôt après l'injection, l'on peut reconnaitre, très nettement que, tandis que la cocaïne rétrécit d'une façon évidente les vaisseaux de l'oreille du lapin, l'alypine les dilate. Tout à l'heure nous disions que cette dernière substance était douée d'une action vasodilatatrice locale : actuellement, nous pouvons ajouter que la vasodilatation, à laquelle elle donne lieu, est générale aussi. Nous verrons d'ailleurs que l'étude des effets cardiovasculaires va nous amener à la même conclusion.

V. — Injections intrarachidiennes.

L'idée d'injecter une substance analgésiante dans le canal vertébral s'est répandue surtout, et a pris sa valeur clinique, après les communications de Bier, ceci donc à partir de 1899.

Injectant la cocaïne sous l'arachnoïde lombaire il a trouvé que, chez l'homme, on peut opérer sans douleur sur les membres inférieurs et l'abdomen ; cependant l'anesthésie ainsi obtenue peut parfois remonter beaucoup plus haut.

Divers inconvénients ont été reprochés à cette méthode : d'une part on peut la considérer comme une intervention sérieuse par elle même, vu la délicatesse des éléments anatomiques mis en contact avec la solution analgésiante ; d'autre part on a constaté, avec la cocaïne, des accidents syncopaux, des phénomènes de méningisme et même des cas de mort. Malgré tous ces inconvénients on est obligé quelquefois d'avoir recours à l'anesthésie par ponction lombaire dans certains cas où aucun autre procédé n'est applicable.

Il n'était dès lors pas sans intérêt de savoir si l'alypine ne pourrait pas, à cet égard, remplacer avantageusement la cocaïne

Le fait qu'elle est un peu moins toxique semblerait déjà constituer un avantage. Mais il faut observer que cette différence de toxicité est bien modeste; et que d'autre part, la stovaïne est, elle, plus de deux fois moins toxique que la cocaïne. Il était donc intéressant d'examiner si l'action paralysante de l'alypine à l'égard des racines rachidiennes sensitives était d'importance telle qu'elle permît d'obtenir l'anesthésie avec des doses non supérieures à celles agissantes de cocaïne, et par conséquent très inférieures aux doses efficientes de stovaïne.

Nous relatons ici celles de nos expériences qui sont les plus typiques.

a) *Injection de cocaïne à 1 %.*

EXPÉRIENCE N° 1.

Cobaye 415 gr.

10 h. 32. Injection de deux gouttes de la solution de cocaïne à 1 %. Immédiatement après l'injection survient l'anesthésie du train postérieur : quelques instants après apparaît la parésie des pattes postérieures.

10 h. 33. L'animal est excité, court, cherche autour de lui. Le pincement produit une faible réaction.

10 h. 35. L'animal est étendu sur le ventre, les pattes postérieures sont en extension. Les pattes antérieures sont en attitude normale et sont anesthésiées.

10 h. 39. L'anesthésie des quatre membres persiste, le cobaye se trouve dans la même attitude.

10 h. 45. L'animal cherche à marcher, les pattes postérieures sont encore légèrement anesthésiées et parésiées.

11 h. 5. L'animal se remet et reste tranquille dans l'attitude normale. L'anesthésie a disparu complètement.

EXPÉRIENCE N° 2.

Cobaye 615 gr.

11 h. 19. Injection de deux gouttes de la solution de cocaïne à 1 %. Anesthésie et parésie presque immédiates des pattes postérieures.

11 h. 20. L'animal est agité, cherche à se déplacer, mais reste étendu sur le ventre.

11 h. 22. Les pattes antérieures sont anesthésiées. L'animal réagit faiblement au pincement des pattes et des oreilles.

11 h. 24. L'animal ronge à vide.

11 h. 50. La paraplégie disparaît peu à peu, l'anesthésie persiste.

b) Injection d'alypine à 1 %.

EXPÉRIENCE N° 1.

Cobaye 335 gr.

11 h. Injection de deux gouttes de la solution d'alypine à 1 %. Immédiatement après l'injection on constate la parésie et l'anesthésie du train postérieur. Les pattes sont hypérémiées. L'animal est tranquille.

11 h. 1. Le cobaye est étendu sur le ventre, les pattes postérieures se trouvent en extension.

11 h. 7. L'anesthésie et la paralysie persistent. L'animal est somnolent. De temps en temps il mâchonne.

11 h. 17. L'anesthésie disparaît peu à peu, la parésie persiste.

11 h. 20. L'animal commence à présenter quelques mouvements dans les pattes postérieures.

11 h. 22. Cherche à marcher.

11 h. 23. Ramène les pattes postérieures en attitude normale.

11 h. 25. L'anesthésie a disparu complètement.

Pendant le cours de cette expérience, le seul phénomène d'intoxication générale a été la somnolence.

EXPÉRIENCE N° 2.

Cobaye 345 gr.

10 h. 55. Injection de deux gouttes de la solution d'alypine à 1 °/o. Parésie et anasthésie immédiate des pattes postérieures.

10 h. 56. L'animal est tranquille et reste en attitude normale sur les pattes antérieures ; les pattes postérieures sont en extension.

10 h. 58. Les pattes sont hypérémiées. L'anesthésie persiste, mais plus accentuée du côté droit.

11 h. 5. L'animal est somnolent, réagit faiblement au pincement.

11 h. 15. L'anesthésie persiste, l'animal reste dans la même attitude.

11 h. 25. Le cobaye se remet en attitude normale, mais reste toujours somnolent, avec des yeux demi-clos.

11 h. 26. L'anesthésie a disparu.

Point de phénomènes généraux autres que la somnolence.

Nous avons répété ces injections 15 fois et nous pouvons en tirer les conclusions suivantes. L'injection de deux gouttes d'alypine en solution à 1 % donne immédiatement la parésie du train postérieur; quelques secondes après survient l'anesthésie qui dure en moyenne 25 à 30 minutes. Cette anesthésie est très marquée, car on peut pincer, piquer fortement les pattes sans que l'animal s'en aperçoive. Elle s'est montrée toujours bilatérale, quoique plus accentuée du côté droit que du côté gauche. Nous n'avons pas observé d'anesthésie des pattes antérieures et point de phénomènes généraux en dehors d'une légère somnolence. L'absence de phénomènes généraux pourrait faire penser que l'alypine ne diffuse pas et que c'est là la raison pour laquelle elle ne produit pas à distance d'effets excitants. Mais il est à remarquer que les cobayes ont présenté de la somnolence qui ne peut être attribuée qu'à l'influence exercée par l'alypine sur les centres supérieurs.

A dose égale la cocaïne ne développe pas d'effets convulsivants immédiats; mais d'autre part elle donne lieu à des symptômes qui sont beaucoup plus inquiétants. L'animal présente une faiblesse extrême en même temps que des troubles respiratoires importants.

Puis, au moment où il se remet, il reste excité: tous phénomènes qui sont totalement absents du tableau auquel donne lieu l'injection sous-arachnoïdienne d'alypine à 1 %.

De ce côté il y aurait donc avantage à employer ce dernier médicament. Il est vrai que, avec la cocaïne, l'anesthésie se produit immédiatement après l'injection, et que la parésie l'accompagne au lieu de la précéder: phénomène exactement inverse de celui auquel donne lieu et l'alypine et la stovaïne. Enfin, dans les conditions dans lesquelles nous nous som-

mes placés, l'anesthésie cocaïnique s'étend jusqu'aux pattes
antérieures, et sa durée est un peu plus grande. Ceci indique, d'une part, une action élective de la cocaïne vis-à-vis
des appareils sensitifs plus nette que celle de l'alypine, d'autre part, une moins grande diffusibilité de cette dernière.

Si nous comparons nos résultats avec ceux obtenus par
Mlle Kamenzove avec la stovaïne, nous pouvons dire qu'au
point de vue de la diffusibilité, l'alypine tient le milieu
entre la cocaïne et la stovaïne. Ce serait là une propriété
qui serait tout à son avantage. Chez l'homme il est plus
pratique de pouvoir faire l'injection anesthésiante dans le
même espace intervertébral où l'on pratique l'exploration
par ponction lombaire. Or nous savons que chez l'homme
M. Kendirdjy a été obligé (avec la stovaïne) de faire des injections à la hauteur de l'interligne entre la 2me et la 3me ver-
tèbre lombaire pour obtenir une anesthésie complète des
membres inférieurs.

VI. — Injections intracraniennes.

Il est un procédé expérimental qui fait apparaître nettement cette qualité de la cocaïne de paralyser les éléments
cellulaires avec lesquels elle entre en contact sous forme de
solution concentrée, et d'exciter, au contraire, ceux qu'elle
aborde sous forme de solution diluée: C'est l'injection dans
la masse cérébrale. En effet, dans ces circonstances, le liquide
injecté agit tout d'abord comme paralysant au lieu où il a été
déposé : puis, diffusant, et perdant de sa concentration par
mélange aux liquides organiques, il provoque l'excitation des
zones cérébrales abordées en second lieu. Il en résulte que
l'effet premier d'une expérience ainsi conduite est de donner

lieu à une hémiplégie, parfois transformée rapidement en une paralysie des quatre membres; tandis que les effets ultérieurs présentent les caractères de phénomènes d'excitation (convulsions, délire).

Il était intéressant de procéder avec l'alypine à une série d'expériences faites selon ce type. Ce que l'on peut apprécier ainsi, par rapport à la cocaïne, ce n'est pas tant l'importance des effets paralysants que celle des effets d'excitation. Car, même avec des doses constantes de cocaïne la paralysie initiale, ainsi obtenue, est de durée et d'intensité extrêmement variable. Mais les convulsions, le délire sont plus durables, et leur forme peut être affectée par la puissance plus ou moins considérable du médicament. Il est loin d'être sans intérêt de chercher à reconnaître quelle peut être l'importance de l'action excitante exercée sur les centres nerveux supérieurs par un succédané de la cocaïne. En effet, si nous utilisons parfois en thérapeutique les préparations galéniques de la coca dans le but de produire un relèvement subjectif de l'état des forces d'un malade, nous craignons au contraire, de l'injection de cocaïne, le cocaïnisme dans certaines circonstances, le délire lorsque la substance est introduite sous l'arachnoïde lombaire. Nos expériences sur l'action générale de l'alypine nous ont déjà fait prévoir que ce médicament devait être moins excitant que la cocaïne. Cette manière de voir semblait être confirmée par les résultats de nos injections intrarachidiennes. Les essais que nous avons faits en introduisant notre médicament dans la masse cérébrale du cobaye nous amènent, nous allons le voir, aux mêmes conclusions.

Nous relatons ici quatre exemples seulement des effets de ces injections, les expériences que nous avons faites *au nom-*

bre de 20 donnent toutes, à très peu de chose près, les mêmes résultats.

Les injections intracrâniennes donnent, en général, lieu à une symptomatologie assez différente selon que l'on dépose le poison dans l'épaisseur et à la surface des circonvolutions (injection superficielle), ou que, au contraire, on le fait pénétrer d'emblée dans la cavité du ventricule.

a) *Injections superficielles.*

EXPÉRIENCE N° 1.

Cobaye 305 gr.

3 h. 40. Injection de deux gouttes de la solution d'alypine à 1 % dans l'épaisseur des circonvolutions du côté gauche. L'animal présente de petites secousses de la tête, du mâchonnement. _

3 h. 43. Mouvements de manège.

3 h. 44. Secousses convulsives qui débutent par le côté de la face opposé à l'injection, puis s'accentuent et se complètent, par des mouvements de la patte du même côté. (Crise Jacksonnienne).

. 3 h. 45. L'animal est tranquille dans l'attitude normale.

3 h. 46. Nouvelle crise Jacksonnienne.

3 h. 49.   «   »   »

4 h. 5. Le cobaye se calme, les crises ne se répètent plus.

4 h. 15. Paraît complètement rétabli.

EXPÉRIENCE 2. (même type).

Cobaye 365 gr.

4 h. 40. Injection. Très rapidement apparaissent des secousses de la tête (mouvements d'affirmation) et de la patte antérieure.

4 h. 42. Nouvelle crise semblable à la précédente.

4 h. 44. Troisième crise Jaksonienne.

4 h. 45. Délire procursif : puis l'animal se met à ronger de la façon que nous avons décrite déjà en nous occupant des effets généraux.

4 h. 50. L'animal est tranquille en attitude normale.

4 h. 58. Paraît être rétabli complètement.

b) *Injections profondes.*

EXPÉRIENCE N° 1.

Cobaye 350 gr.

4 h. 20. Injection de deux gouttes de la solution d'alypine à 1 °/o du côté gauche. L'animal est agité : court, cherche autour de lui.

4 h. 21. Tombe sur le côté droit, convulse des quatre membres.

4 h. 22. Le cobaye tend à se remettre dans sa position normale, mais reste étendu sur le ventre. Le pincement provoque des convulsions et des cris.

4 h. 24 L'animal ronge à vide.

4 h. 27. Tranquille dans l'attitude normale.

4 h. 30. Se remet complètement.

EXPÉRIENCE N° 2.

4 h. 30. Injection de 2 gouttes de la solution d'alypine à 1 °/o faite à gauche. L'animal est dans sa position normale.

4 h. 31. Veut fuir, mais tombe sur le côté ; se remet un instant après : puis reste allongé sur le ventre, les membres postérieurs en extension. Les yeux ont de la tendance à se fermer.

4 h. 32. Tombe sur le côté opposé à l'injection.

4 h. 33. Mouvements·de course, l'animal restant toujours sur le côté, réagit au pincement.

4 h. 34. Le cobaye se remet sur les pattes, courbé sur le côté gauche. Mouvements de natation avec les pattes antérieures.

4 h. 36. Tombe sur le côté, convulse des quatre membres.

4 h. 38. L'animal est allongé sur le ventre, avec les yeux demi-clos.

4 h. 40. Chute sur le côté, cris.

4 h. 41. Hyperexcitabilité et hypérémie des pattes et des oreilles.

4 h. 50. Trémulation de tout le corps, l'animal ronge à vide.

Au premier abord il semble donc que les expériences donnent des résultats différents de ceux que nous annoncions tout à l'heure. Mais il ne faut pas oublier qu'avec des doses identiques à celles d'alypine que nous avons utilisées, la cocaïne fait délirer longuement, et parfois violemment, le cobaye qui la reçoit dans la circonvolution ; et que, pour celui chez qui l'injection pénètre dans le ventricule latéral, les convulsions sont beaucoup plus intenses ; qu'en outre, lorsque l'animal ne succombe pas à l'épuisement qu'elles produisent, il délire en général fortement avant de se remettre.

En somme l'alypine injectée dans la masse cérébrale nous a paru douée d'une action excitante bien moindre que celle que possède la cocaïne.

VII. — Effets cardiovasculaires et respiratoires de l'alypine.

Nous avons étudié les effets cardiovasculaires de l'alypine en nous servant de trois procédés d'introduction. Premièrement nous avons employé le moyen le plus communément utilisé, l'injection dans la veine jugulaire du lapin. — Cependant ce procédé peut être accusé d'être trop brutal en ce qu'il fait pénétrer au contact de l'endocarde d'abord, puis dans les coronaires des solutions relativement concentrées du corps étudié. Aussi dans une deuxième série d'expériences avons-nous utilisé une voie d'introduction qui se rapproche déjà plus de ce que donne l'injection sous-cutanée et qui est celle employée le plus couramment dans le laboratoire où nous avons travaillé: nous voulons dire l'injection dans le bout central de l'une des artères fémorales au niveau du triangle de Scarpa. Enfin, dans une troisième série d'expériences nous avons fait pénétrer le poison dans la cavité péritonéale. Les expériences de ce dernier groupe ont pu être comparées, quant à leurs résultats, avec celles faites selon le même type par Mlle Kamenzove, avec la cocaïne et la stovaïne.

Relatons tout d'abord les faits observés au cours de nos trois séries d'expériences.

A. *Première série.*

Injections intraveineuses.

Avant tout, faisons observer que, au cours de ces premières expériences, il nous est arrivé, plus ou moins souvent, de pratiquer, chez l'animal, soit la section préalable des vagues, soit l'atropinisation; ceci afin d'établir si le ralentissement du cœur, habituellement constaté avec l'alypine, était, ou non, sous la dépendance de l'entrée en jeu de l'appareil d'arrêt du cœur.

EXPÉRIENCE 1.

9 juin. — Lapin 1655 gr. Trachéotomie. Injection intraveineuse d'alypine à 1 %, dans la jugulaire gauche. Le pneumogastrique gauche soulevé. — Arrêt du cœur.

Heures.	Injections.	Observations.	Pression.	Pulsations par minute.	Respir. par minute.
3ʰ 6′ 30″		Le lapin est un peu agité	108	270	80
3 13		Farad. du X g. dans sa continuité. Distance = 15	98	280	
		La pression tombe.			
3 14 30			104	270	
3 16			104	267	69
3 17		Farad. du X g. Dist. = 15	80	268	
3 18 30			104	264	72
3 19 30	1ʳᵉ inj. de 0,20 cc.	L'animal est calme.			
3 20 30			98	264	60
3 21		Farad. du X g. Dist. = 15 La pression tombe jusqu'au 74 mm.	74	292	84
3 22	2ᵐᵉ inj. même dose				
3 23			92	244	57
3 24	3ᵐᵉ inj. même dose				
3 24 30		Faux pas du cœur.			
3 25 30			90	228	63

Heures.	Injections.	Observations.	Pression.	Pulsations par minute.	Respir. par minute.
3 26		Farad. X g. Dist. = 15 Pression tombe jusqu'au 66 mm.	66	248	80
3 26 30	4ᵐᵉ inj. même dose				
3 27 30			94	216	72
3 28 30	5ᵐᵉ inj. même dose	Convulsions.			
3 29 30		Convulsions.	90	188	
3 30	6ᵐᵉ inj. de 0,30 cc.				
3 30 30			72	216	48
3 31		Farad. du X g. Dist. = 15 Pression tombe jusqu'au 66 mm.	66	228	56
3ʰ 32′		Secousses.			
3 32 30	7ᵐᵉ inj. de 0,50 cc.				
3 33		Secousses.			
3 33 30			54	183	102
3 34		Secousses.			
3 34 30	Fin de l'inj.	Secousses.	78	246	99
3 35	8ᵐᵉ inj. de 0,50 cc.				
3 35 30		Secousses.			
3 37 30		Secousses.	52	240	54
3 38		Farad. du X g. Dist. = 15	62	312	
3 39	9ᵐᵉ inj. de 0,50 cc.				
3 39 30		Légères secousses.			
3 40 30			48	232	72
3 41 30	10ᵐᵉ inj. de 0,50 cc.				

Heures.	Injections.	Observations.	Pression.	Pulsations par minute.	Respir. par minute.
3 42		La respiration est irré- gulière.			
3 44			30	212	72
3 45	11ᵐᵉ inj. de 0,50 cc.				
3 46		La respiration est très faible.			
3 47 30			16	164	
3 48		La respiration est irré- gulière. Légères secousses.			
3 50	12ᵐᵉ inj. de 1 cc.				
3 51		La respiration s'arrête.	18	96	
3 52		La respiration s'est arrêtée.			
3 53		Respiration artificielle.			R A
3 54 30		Cœur irrégulier.	8		R A
3 57			6		
3 59	13ᵐᵉ inj. de 1 cc.				R A R A
4 3 30		Le cœur s'arrête.			

Résumé. — Après la première injection de 0,20 cc. de la solution
à 1 %, la pression commence à tomber, le pouls se ralentit ; il
devient irrégulier après la 3ᵐᵉ injection ; les convulsions apparaissent peu après, la dose totale injectée en 5 fois étant alors de 1 cc.
La respiration s'est arrêtée après la 12ᵐᵉ injection, l'animal ayant
reçu alors au total 4,80 cc. Il est mort à la suite de l'injection suivante (de 1 cc.), malgré la respiration artificielle.

EXPÉRIENCE 2

16 juin 1906. — Lapin 1870 gr. Injections intraveineuses d'alypine à 1 % dans la jugulaire gauche. Section préalable des vagues.

Heures.	Injections.	Observations.	Pression.	Pulsations par minute	Respir par minute.
3 55 30		L'animal est agité.			
3 56 30			102	226	168
4 1			98	260	120
4 3 30		Section de deux vagues.			
4 4 30			100	232	84
4 6 30			94	248	72
4 9	1re inj. d'alypine de 0,20 cc.				
4 10 30			86	249	64
4 11	2me inj. de 0,20 cc.				
4 12 30			76	160	64
4 13	3me inj. même dose				
4 14 30			76.	140	68
4 15	4me inj. même dose				
4 15 30		Convulsions.			
4 16 30			72	107	84
4 17 30	5me inj. même dose				
4 18 30		Rythme couplé du cœur.	70	92	80
4 19	6me inj. même dose	Légères secousses.			
4 20		Secousses dans la tête.			
4 20 30			66	100	120
4 21	7me inj. même dose				
4 22		Secousses.			
4 22 30			60	96	132
4 23	8me inj. même dose	Convulsions.			
4 24		Convulsions.			
4 24 30			54	84	148

Heures.	Injections.	Observations.	Pression.	Pulsations par minute.	Respir. par minute
4 25	9ᵐᵉ inj. même dose	Convulsions.			
4 26 30		Convulsions.	46	112	120
4 27	10ᵐᵉ inj. de 0,20 cc.				
4 29 30			48	224	124
4 30	11ᵐᵉ inj. de 0,20 cc.	Convulsions.			
4 31			46	120	
4 31 30	12ᵐᵉ inj. de 0,20 cc.				Ne peut pas être comptée à cause des convulsions.
4 33		Convulsions.	46	108	—
4 34 30	13ᵐᵉ inj. de 0,20 cc.				
4 36 30			46	108	—
4 37	14ᵐᵉ inj. de 0,50 cc.				
4 38		Secousses. Respiration parait être arrêtée. La pression tombe immédiatement et considérablement.			
4 39		Respiration artificielle.			R. A.
4 40 30			26	100	R. A.
4 42			30	100	R. A.
4 43 30			34	100	R. A.
4 46 30			38	104	R. A.
4 48		Convulsions.			
4 50		Arrêt de la respiration artificielle.	44	150	
4 53 30			56	204	
4 54	15ᵐᵒ inj. de 0,50 cc.				
4 55		Secousses.			
4 56 30			38	96	
4 57 30	16ᵐᵉ inj. de 0,50 cc.				

Heures.	Injections.	Observations.	Pression.	Pulsations par minute.	Respir. par minute.
4 59 30		Respiration artificielle.	30	88	R. A.
5 1 30			34	96	R. A.
5 2 30			38	92	R. A.
5 4 30			38	92	R. A.
5 6 30			38	92	R. A.
5 9 30			42	96	R. A.
5 10	17me inj. de 0,50 cc.				
5 11			26	60	R. A.
5 13			36	84	R. A.
5 20	18me inj. de 1 cc.	La pression tombe.			
5 22	19me inj. de 1 cc.				
5 26		Section de la carotide			

Résumé. — Cette expérience nous montre, elle aussi, l'abaissement progressif de la pression ainsi que le ralentissement du pouls se manifestant dès la première injection, et se continuant jusqu'à la fin de l'expérience.

Les premières convulsions apparaissent après l'introduction dans les veines de 0,80 cc. de la solution, se répètent à des intervalles assez rapprochés jusqu'à l'arrêt de la respiration, qui a lieu après que l'animal a reçu au total 3,10 cc., fractionnés en 14 injections successives.

Les expériences suivantes nous montrent d'une façon constante les phénomènes cardinaux sur lesquels nous venons d'attirer l'attention : il nous suffira donc de rapporter ici, sans autre, les chiffres obtenus.

Expérience 3.

20 juin. — Lapin 1825 gr. Trachéotomie. Injections intraveineuses d'alypine à 1 $^0/_0$. Section préalable des vagues.

Heures.	Injections.	Observations.	Pression.	Pulsations par minute.	Respir. par minute.
4ʰ 5′ 30			76	212	100
4 6		Section du X gauche.			
4 6 30		Section du X. droit.			
4 8 30			76	208	88
4 10 30		Farad. du X g. Dist. des bobines $=15$. La pression baisse.	70	204	
4 11 30			80	208	68
4 13		Farad. du X g. Dist. des bobines $=:15$. La pression baisse.	70	212	
4 15 30			80	228	60
4 17	1ʳᵉ inj. d'alypine à 1 % de 0,20 cc.	L'animal est calme.			
4 18 30			86	200	48
4 19	2ᵐᵉ inj. même dose				
4 20			80	192	48
4 21	3ᵐᵉ inj. même dose				
4 22			72	168	56
4 22 30	4ᵐᵉ inj. même dose				
4 24			66	168	48
4 24 30	5ᵐᵉ inj. même dose	L'animal est calme.			
4 26 30		Farad. du X g. Dist. $=15$ ne donne rien.	62	172	48
4 28			64	176	48
4 28 30	6ᵐᵉ inj. de 0,25 cc.				

Heures.	Injections.	Observations.	Pression.	Pulsations par minute.	Respir. par minute.
4 30			58	172	52
4 31	7ᵐᵉ inj. de 0,25 cc.				
4 31 30			50	164	48
4ʰ 32′	8ᵐᵉ inj. de 0,50 cc.				
4 33 30		Le cœur est irrégulier.	40	140	76
4 34	9ᵐᵉ inj. de 0,50 cc.				
4 34 30		Légères secousses.			
4 37			26	136	
4 37 30	10ᵐᵉ inj. de 0,50 cc.				
4 39 30			20	84	
4 40 30	11ᵐᵉ inj. de 0,50 cc.				
4 41		Arrêt de la respiration.			
4 42		Respiration artificielle. Le cœur s'affaiblit un moment, ensuite reprend sa force.			R. A.
4 42 30			10	80	»
4 43 30		Rythme couplé par moment.			
4 45			22	120	»
4 53 30			40	168	»
4 54 30	12ᵐᵉ inj. de 0,50 cc.				
4 56			28	136	»
4 57	13ᵐᵉ inj. de 0,50 cc.				
4 58 30			20	116	»
5 30			16	100	»
5 1		Farad. du X g. Dist. = 10 ne donne rien.	14	104	»
5 2		Le cœur est irrégulier.			
5 3		Le cœur est très faible.			
5 5		Arrêt du cœur.			

EXPÉRIENCE 4.

21 juin 1906. — Lapin 1770 gr. Trachéotomie. Injections intra-veineuses d'alypine à 1 %/$_0$ dans la jugulaire gauche. Le pneumo-gastrique gauche soulevé. Atropinisation préalable. Mort par l'effet de l'alypine.

Heures.	Injections.	Observations.	Pression.	Pulsations par minute.	Respir. par minute.
2^h 41' 30			104	316	76
2 43 30			98	348	120
2 44 30			100	288	84
2 46 30			98	328	84
2 48		Farad. du X g. Dist. $=15$ Forte chute de la pres.	78	114	104
2 49 30			104	272	100
2 52 30		Farad. du X g. Dist. $=18$ Chute de la pression.	78	292	92
2 54			102	292	84
3 1	Inj. d'atropine à 1 %/$_0$ 1 cc.				
3 3			86	308	88
3 4		Convulsions. Farad. du X g. Dist. $=18$. Aucune influence sur le cœur.	106	324	92
3 5 30			100	320	80
3 10 30	Inj. d'alypine à 1 %/$_0$ 0,20 cc.				
3 11 30			94	312	100
3 12	2me inj. même dose				
3 12 30		Petites secousses.			
3 13 30			84	268	92
3 14	3me inj. même dose	Petites secousses.			
3 15 30			86	272	88
3 16	4me inj. même dose				
3 17 30			88	252	92

Heures.	Injections.	Observations.	Pression.	Pulsations par minute.	Respir. par minute.
3ʰ 18′	5ᵐᵉ inj. même dose				
3 18 30		Légères secousses.			
3 19 30			90	280	88
3 20	6ᵐᵉ inj. de 0,25 cc.				
3 20 30		Secousses.			
3 21 30			86	284	88
3 22	7ᵐᵉ inj. de 0,25 cc.	Immédiatement après l'injection, faux pas du cœur et secousses.			
3 23 30			86	276	88
3 24	8ᵐᵉ inj. de 0,50 cc.				
3 24 30		Secousses. Cœur très irrégulier.			
3 25 30			50	236	96
3 26	9ᵐᵉ inj. de 0,50 cc.				
3 26 30		La respiration s'accélère.			
3 27			34	124	176
3 28	10ᵐᵉ inj. de 0,50 cc.				
3 29 30		La respiration se ralentit.	25	80	52
3 30	11ᵐᵉ inj. de 0,50 cc.	La pression baisse rapidement, la respiration se ralentit fortement.			
3 31 30		Arrêt de la respiration.			
3 32		Respiration artificielle.			
3 36		Mort par arrêt du cœur, malgré la respiration artificielle.			

Expérience 5.

22 juin 1906. — Lapin 1785 gr. Trachéotomie. Injection intraveineuse d'alypine à 1 °/$_{00}$ (jugulaire gauche). Section préalable des vagues.

Heures.	Injections.	Observations.	Pression.	Pulsations par minute.	Respir. par minute.
3 30		L'animal est agité.			
3 33			108	252	104
3 34		Section des deux vagues.			
3 36			90	248	52
3 37 30			88	240	64
3 40			86	256	72
3 43 30	1re inj. d'alypine. de 0,25 cc.	L'animal est calme.			
3 44 30			88	240	60
3 45 30	2me inj. même dose.				
3 46 30			90	244	52
3 48	3me inj. même dose.				
3 48 30			92	252	48
3 49	4me inj. même dose.				
3 51			94	248	48
2 52	5me inj. de 0,50 cc.				
3 53 30			94	248	48
3 55	6me inj. de 0,50 cc.				
3 56			94	236	48
3 57		Convulsions.			
3 59			88	240	56
3 59 30	7me inj. de 0,50 cc.				
4 1			84	228	48
4 2	8me inj. de 0,50 cc.				
4 2 30		Secousses.	82	192	48

Heures.	Injections.	Observations.	Pression.	Pulsations par minute.	Respir. par minute.
4 5			92	192	48
4 5 30	9ᵐᵉ inj· de 1 cc.	Immédiatement après l'injection la pression tombe, mais elle se relève qques secondes après.			
4 7			86	196	52
4 8	10ᵐᵉ inj. de 1 cc.	Secousses.			
4 10			86	216	48
4 11		Farad. du X g. Dist. = 15 ne donne rien.	88	228	54
4 12 30	11ᵐᵉ inj. de 1 cc.				
4 14			82	220	52
4 15	12ᵐᵉ inj. de 1 cc.	Secousses.			
4 15 30			74		
4 16 30			82	212	48
4 18		Farad. du X g. Dist. = 15 ne donne rien.	84	228	48
4 19 30	13ᵐᵉ inj. de 1 cc.				
4 20			70	224	48
4 20 30	14ᵐᵉ inj. de 1 cc.				
4 21 30			78	208	48
4 22	15ᵐᵉ Inj. de 1 cc.				
4 22 30			78	204	48
4 23 30		Farad. du X g. Dist. = 15 ne donne rien.	80	200	48
4 24 30	16ᵐᵉ inj. de 1 cc.				
4 25 30		Secousses.	76	208	48
4 26	17ᵐᵉ inj. de 1 cc.				
4 26 30			70		
4 27			78	200	48

Heures.	Injections.	Observations.	Pression.	Pulsations par minute.	Respir. par minute.
4 28	18ᵐᵉ inj. de 1 cc.				
4 29 30	19ᵐᵉ inj. de 1 cc.				
4 30 30			76	200	48
4 31		Farad. du X g. Dist. = 15 ne donne rien.			
4 33 30		Farad. du X g. Dist. = 12 ne donne rien.	86	204	56
4 34	20ᵐᵉ inj. de 1 cc.				
4 34 30		Secousses.			
4 35			72	208	48
4 36	21ᵐᵉ inj. de 1 cc.				
4 36 30			72		
4 38		L'animal est tranquille	82	204	48
4 38 30	22ᵐᵉ inj. de 1 cc.				
4 39		La pression tombe.	78		
4 40			84	208	48
4 40 30	23ᵐᵉ inj. de 1 cc.				
4 41 30			76	200	48
4 42	24ᵐᵉ inj. de 1 cc.				
4 43	25ᵐᵉ inj. de 1 cc.		70	204	48
4 44	26ᵐᵉ inj. de 1 cc.				
4 44 30		Farad. du X g. Dist. = 10. La press. monte un peu. L'anim. convulse.	82	200	48
4 45	27ᵐᵉ inj. de 1 cc.				
4 45 30			72	204	60
4 46	28ᵐᵉ inj. de 1 cc.				
4 46 30			66		
4 47			84	204	64

Heures.	Injections.	Observations.	Pression.	Pulsations par minute.	Respir. par minute
4 47 30	29ᵐᵉ inj. de 1 cc.				
4 48 30	30ᵐᵉ inj. de 1 cc.				
4 49			72	196	60
4 49 30	31ᵐᵉ inj. de 1 cc.				
4 50		Etat subconvulsif.	68	176	
4 50 30.	32ᵐᵉ inj. de 1 cc.	Etat subconvulsif.			
4 51			64	172	
4 51 30	33ᵐᵉ inj. de 1 cc.				
4 52			62		
4 52 30			78	204	80
4 53 30	34ᵐᵉ inj. de 1 cc.				
4 54			72		
4 54 30			82	212	72
4 55	35ᵐᵉ inj. de 1 cc.		74		
4 56			86	208	64
4 57	36ᵐᵉ inj. de 1 cc.				
4 57 30			78		
4 58			90	212	64
4 59	37ᵐᵉ inj. de 1 cc.				
5	38ᵐᵉ inj. de 1 cc.	La pression tombe immédiatem. après chaque injection pour se relever 30 secondes après, et cette élévation est assez considérable.			
5 1	39ᵐᵉ inj. de 1 cc.				
5 2	40ᵐᵉ inj. de 1 cc.				
5 3	41ᵐᵉ inj. de 1 cc.				

Heures.	Injections.	Observations.	Pression.	Pulsations par minute.	Respir. par minute.
5 4		Farad. du X g. Dist. = 10. La pression reste invariable.	80	228	56
5 5		La pression atteint presq. le chiffre initial.	90	208	
5 5 30	Inj. d'alyp. à 1 $^{0}/_{0}$ 0.20 cc.				
5 6 30			84	208	60
5 7	Inj. d'alyp. à 1 $^{0}/_{0}$ 0,30 cc.	La pression chute, le pouls est irrégulier.			
5 8		La pression monte jusqu'à :	70	204	68
5 8 30	Inj. d'alyp. à 1 $^{0}/_{0}$ 0.50 cc.				
5 10		La respiration est très faible.	32	96	
5 10 30	Inj. d'alyp. à 1 $^{0}/_{0}$ 0,50 cc.	La respirat. s'arrête.			0
5 11		On installe la respirat. artific. La pression à ce moment est très basse.			
5 13			36	80	
5 16 30			60	184	
5 18 30			68	188	
5 19	Inj. d'alyp. à 1 $^{0}/_{0}$ 0,50 cc.	La pression tombe de nouveau.			
5 22		On coupe la carotide.			

Expérience 6.

25 juin 1906. — Lapin 2015 gr. Trachéotomie. Injection intra-veineuse d'alypine à 1 $^{0}/_{00}$ (jugulaire gauche). Section préalable des vagues.

Heures.	Injections.	Observations.	Pression.	Pulsations par minute.	Respir. par minute.
2ʰ 34′ 30			102	268	84
2 36 30		Section de deux vagues.			
2 38 30			104	300	52
2 40 30		Farad. du X g. Chute de la pression	82	244	
2 42 30			100	284	36
2 43 30		Farad. du X g. Chute de la pression.	84	240	
2 48	1ʳᵉ inj. d'alypine de 0,25 cc.				
2 49 30			98	260	40
2 50	2ᵐᵉ inj. même dose	L'animal est calme.			
2 51 30			88	296	44
2 52	3ᵐᵉ inj. même dose		86	268	40
2 53			86	268	40
2 54	4ᵐᵉ inj. même dose				
2 54 30			84	296	44
2 55		Farad. du X g. Dist. $=15$	78	240	
2 56	5ᵐᵉ inj. de 0,50 cc.				
2 57 30			80	256	40
2 58	6ᵐᵉ inj. de 0,50 cc.				
2 59			86	240	40
3	7ᵐᵉ inj. de 0,50 cc.				
3 1			80	284	36
3 2	8ᵐᵉ inj. de 0,50 cc.				
3 3 30			82	232	40
3 4	9ᵐᵉ inj. de 1 cc.				
3 5 30			78	240	36

Heures.	Injections.	Observations.	Pression.	Pulsations par minute.	Respir. par minute.
3ʰ 6′	10ᵐᵉ inj. de 1 cc.				
3 6 30		Le cœur est irrégulier.	78	248	36
3 7		Farad. du X g. Dist. des bobines = 15. La pression n'est pas influencée.	80	228	
3 8	11ᵐᵉ inj. de 1 cc.				
3 8 30			76	252	48
3 9	12ᵐᵉ inj. de 1 cc.				
3 10 30		Farad. du X g. Dist. = 15 ne donne rien.	78	236	
3 11			78	236	40
3 12	1ʳᵉ inj. d'aly. à 1% de 0,50 cc.	La pression tombe fortement. L'animal convulse.			
3 14			52	92	44
3 15		Farad. du X g. Dist. = 15 ne donne rien.	82	216	
3 15 30	2ᵐᵉ inj. à 1% de 0,50 cc.	Convulsions.			
3 16 30			36	116	52
3 17 30		Farad. du X g. Dist. = 15 ne donne rien.	40	132	48
3 19 30	3ᵐᵉ inj. à 1% de 0,50 cc.				
3 20		Convulsions.			
3 21			34	120	64
3 21 30	4ᵐᵉ inj. à 1% de 0,50 cc.	La pression tombe jusqu'au .	12		
3 22		Arrêt de la respiration.			
3 23		On installe la respiration artificielle.			R. A.
3 24			22	112	»
3 25		Farad. du X g. Dist. = 15 ne donne rien.			
3 28 30			62	228	»

L'animal est sacrifié.

Expérience 7.

27 juin 1906. — Lapin 2.005 gr. Trachéotomie. Injection intra-veineuse d'alypine à 1°/₀₀ (jugulaire gauche). Atropinisation préa-lable. Pneumogastrique gauche soulevé.

Heures.	Injections.	Observations.	Pression.	Pulsations par minute.	Respir. par minute.
3ʰ 41′ 30		L'animal est tranquille.	94	240	60
3 43			94	220	64
3 44		Farad. du X g. dans sa continuité. Dist. = 15. Chute de la pression.			
3 45			94	212	64
3 46		Farad. du X g. Dist. = 15 Chute de la pression.			
3 49	Inj. de 1 cc. d'atropine à 1°/₀.				
3 51 30		Légères secousses.	90	264	
3 53 30			92	268	
3 55 30	1ʳᵉ inj. d'alypine de 0,25 cc.				
3 57			96	252	96
3 57 30	2ᵐᵉ inj. même dose	Secousses.			
3 59			102	258	
3 59 30	3ᵐᵉ inj. même dose				
4 1			106	240	
4 1 30	4ᵐᵉ inj. même dose	Etat subconvulsif.			
4 2 30		Etat subconvulsif.	112	264	
4 3 30	5ᵐᵉ inj. de 0,50 cc.				
4 4 30		Convulsions.	124	280	
4 5 30	6ᵐᵉ inj. de 0,50 cc.				
4 7			126	270	
4 7 30	7ᵐᵉ inj. de 0,50 cc.	Convulsions.			
4 8 30		Convulsions.	116	264	
4 9 30	8ᵐᵉ inj. de 0,50 cc.	Convulsions.			

Heures.	Injections.	Observations.	Pression.	Pulsations par minute.	Respir. par minute.
4 10 30			106	264	124
4 11	10me inj. de 1 cc.				
4 11 30		Secousses.			
4 12			102	270	120
4 12 30	11me inj. de 1 cc.	L'animal est calme.			
4 14			98	248	120
4 15	12me inj. de 1 cc.				
4 16			92	244	104
4 17	13me inj. de 1 cc.				
4 18 30		Pas de convulsions.	90	252	108
4 19 30	Inj. de 0,50 cc. d'aly. à 1 %	La pression tombe immédiatement.			
4 20 30		Secousses.	64	270	
4 21 30	2me inj. à 1 % de 0,50 cc.		42	246	
4 22 30		Même effet : la pression tombe, la respiration s'accélère.			
4 23	3me inj. à 1 % de 0,50 cc.				
4 24			34	128	148
4 25	4me inj. à 1 % de 0,50 cc.	Forte chute de la pression, après quelques secondes la respiration s'arrête.			
4 26		On installe la respiration artificielle.			R. A.
4 26 30			14	96	»
4 28 30			26	124	»
4 29	5me inj. à 1 % de 0,50 cc.	La pression tombe considérablement.			
4 31		Pouls irrégulier.	12		»
4 32	6me inj. à 1 % de 0,50 cc.				
4 33 30		Le cœur s'arrête.	0	0	»
4 34		On fait le massage du cœur.			
4 37		Mort par arrêt du cœur, malgré la respiration artificielle.			

Expérience 8.

29 juin 1906. — Lapin 2155 gr. Trachéotomie. Injection intraveineuse d'alypine à 1 °/₀ (jugulaire gauche).

Heures.	Injections.	Observations.	Pression.	Pulsations par minute.	Respir. par minute.
3 45		Le lapin est polypnéique.			
3 52		La polypnée continue.	96	264	
3 53	1re inj. d'alypine de 0,25 cc.				
3 54 30			96	252	
3 55	2me inj. même dose				
3 56 30			96	260	
3 57	3me inj. même dose				
3 59			96	264	276
4	4me inj. même dose				
4 1 30			98	252	140
4 2 30	5me inj. de 0,50 cc.				
4 3		L'animal est tranquille.	98	248	128
4 3 30	6me inj. de 0,50 cc.				
4 5			98	244	88
4 5 30	7me inj. de 0,50 cc.				
4 7			100	240	
4 7 30	8me inj. de 0,50 cc.				
4 8 30			94	232	84
4 9 30	9me inj. de 1 cc.	L'animal est calme.			
4 10			90	236	88
4 10 30			96		
4 11	10me inj. de 1 cc.				

Heures.	Injections.	Observations.	Pression.	Pulsations par minute.	Respir. par minute.
4 11 30		La pression tombe immédiatement après jusqu'à	86		
4 12			100		
· 4 12 30	11me inj. de 1 cc.				
4 13			90		
4 13 30			100	220	56
4^h 14′	12me inj. de 1 cc.				
4 14 30			90		
4 16 30			104	232	64
4 20	Inj. d'aly. à 1 °/₀ de 0,50 cc.				
4 20 30		Convulsions. La pression tombe immédiat. jusqu'à	70		
4 21 30		L'animal est tranquille.	92	220	68
4 22	Inj. d'aly. à 1 °/₀ de 0,50 cc.	La pression tombe.			
4 23		Convulsions.	52		
4 24 30			90	220	56
4 25	Inj. d'aly. à 1 °/₀ de 0,50 cc.				
4 25 30			48		
4 26 30		Secousses.	82	200	
4 28 30	Inj. d'aly. à 1 °/₀ de 0,50 cc.				
4 29		Convulsions.	42		
4 31			86	228	64
4 31 30	Inj. d'aly. à 1 °/₀ de 0,50 cc.				
4 32		Secousses.	52		
4 33			86	224	
4 33 30		Secousses.			
4 34	Inj. d'aly. à 1 °/₀ de 0,50 cc.	Convulsions.			

Heures.	Injections.	Observations.	Pression.	Pulsations par minute.	Respir. par minute.
4 34 30			48		
4 36 30		Etat subconvulsif.	78	252	
4 37	Inj. d'aly. à 1 % de 0,50 cc.				
4 37 30			42		
4 39 30		Etat subconvulsif.	80	252	
4 40	Inj. d'aly. à 1 % de 0,50 cc.				
4 40 30			42		
4 42			70	244	
4 42 30	Inj. d'aly. à 1 % de 0,50 cc.				
4ʰ 43′		Etat subconvulsif.	50		
4 44 30		Etat subconvulsif.	58	236	
4 45	Inj. d'aly. à 1 % de 0,50 cc.	Etat subconvulsif.			
4 45 30			42		
4 46 30			58	224	
4 47	Inj. d'aly. à 1 % de 0,50 cc.				
4 48			40		
4 49 30			68	228	
4 50	Inj. d'aly. à 1 % de 0,50 cc.				
4 50 30		La pression tombe.	36		
4 52			40	224	
4 54			74	228	
4 54 30	Inj. d'aly. à 1 % de 0,50 cc.				
4 55			38		
4 56 30			44	228	
4 58 30			74	232	
4 59	Inj. d'aly. à 1 % de 0,50 cc.				
5			40		
5 1 30			50	224	
5 2 30			70	240	

Heures.	Injections.	Observations.	Pression.	Pulsations par minute.	Respir. par minute.
5 3	Inj. d'aly. à 1 °/₀ de 0,50 cc.				
5 4			34	216	
5 7			62	220	
5 7 30	Inj. d'aly. à 1 °/₀ de 0,50 cc.				
5 8 30			36		
5 10		La respiration est irrégulière.	38	224	
5 11 30			64	220	
5 12	Inj. d'aly. à 1 °/₀ de 0,50 cc.				
5 13			34	208	
5 15 30			30	220	
5ʰ 16′ 30′			58	212	
5 17	Inj. d'aly. à 1 °/ᵨ de 0,50 cc.				
5 17 30		La respiration est très lente.	32		
3 19		La respiration s'est arrêtée.	28		72
5 20		On installe la respiration artificielle.			R. A.
5 21			46	212	
5 22			52	212	»
5 22 30	Inj. d'aly. à 1 °/₀ de 0,50 cc.				
5 25 30			38	196	»
5 26	Inj. d'aly. à 1 °/₀ de 0,50 cc.				
5 27			28		»
5 30			30	120	»
5 31 30			24	168	»
5 32	Inj. d'aly. à 1 °/₀ de 0,50 cc.				
5 33			24	88	»
5 36		L'animal est sacrifié.			

Expérience 9.

30 juin 1906. — Lapin 2010 gr. Trachéotomie. Injection intra-veineuse d'alypine à $1^{00}/_{00}$ (jugulaire gauche).

Heures.	Injections,	Observations.	Pression.	Pulsations par minute	Respir. par minute.
3 30		Mis au kymographion. L'animal est agité, polypnéique.			
3 31 30			107	228	276
3 35			102	264	200
3 41	1re inj. d'alyp. de 0,25 cc.				
3 42		L'animal est tranquille.	100	256	180
3 43	2me inj. même dose				
3 44 30			100	292	184
3 45	3me inj. même dose				
3 46			102	320	136
3 47	4me inj. même dose				
3 48			104	260	116
3 49	5me inj. de 0,50 cc.				
3 50			104	292	108
3 51	6me inj. de 0,50 cc.				
3 52			104	272	100
3 53	7me inj. de 0,50 cc.				
3 54			104	280	84
3 55	8me inj. de 0,50 cc.				
3 56			102	296	88
3 57	9me inj. de 1 cc.				
3 58			94	280	88

Heures.	Injections.	Observations.	Pression.	Pulsations par minute.	Respir. par minute.
3 59	10me inj. de 1 cc.				
4			92		
4 0 30		Convulsions.			
4 1 30			102	240	80
4 2 30	11me inj. de 1 cc.				
4 3 30			94	276	64
4 5			94	240	72
4 5 30	12me inj. de 1 cc.				
4 6 30			98		
4 8			98	268	76
4 8 30	1re inj. de 0,50 cc. à 1 %.	La pression tombe jusqu'à	48		
4 10 30		Convulsions	103	280	116
4 11 30	2me inj. de 0,50 cc. à 1 %.				
4 12		La pression tombe jusqu'à	48		
4 13 30			84	268	88
4 14	3me inj. de 0,50 cc. à 1 %.				
4 15		Secousses	48		
4 16			84	72	72
4 18			86	100	100
4 18 30	4me inj. de 0.50 cc. à 1 %.				
4 19		Secousses	48		
4 20 30			84	248	108
4 21 30	5me inj. de 0,50 cc. à 1 %.				
4 22			48		
4 23			86	204	168
4 24			86		

Heures.	Injections.	Observations.	Pression.	Pulsations par minute.	Respir. par minute.
4 24 30	6me inj. de 0,50 cc. à 1%₀				
4 25			46		
4 26			76	252	120
4 27			84		
4 28	7me inj. de 0,50 cc. à 1%₀	Secousses			
4 28 30		Secousses	44	72	
4 29 30		Secousses			
4 30 30			62	96	
4 31	8me inj. de 0,50 cc. à 1%₀				
4 32		Secousses	40	124	
4 33 30			64	112	
4 34	9me inj. de 0,50 cc. à 1%₀				
4 35		Secousses	42	120	
4 37			54	240	
4 37 30	10me inj. de 0,50 cc. à 1%₀				
4 38			34		
4 40 30		La respiration est très faible et irrégulière.	46	172	
4 46 30			72	236	
4 47 30	11me inj. de 0,50 cc. à 1%₀				
4 48 30			34	80	
4 50			32	120	
4 51			54	228	

L'animal est sacrifié.

Expérience 10.

2 juillet 1906. — Lapin 1525 gr. Trachéotomie. Injection intra-veineuse d'alypine à 1%₀₀ (jugulaire gauche).

Heures.	Injections.	Observations.	Pression.	Pulsations par minute.	Respir. par minute.
2ʰ 39′		Mis au kymographion.			
2 41			86	260	64
2 47 30	1ʳᵉ inj. d'aly. de 0,25 cc.				
2 48 30			80	280	56
2 50	2ᵐᵉ inj. de 0,25 cc.	L'animal est calme.			
2 51			80	264	60
2 53	3ᵐᵉ inj. de 0,25 cc.				
2 54			80	280	52
2 54 30	4ᵐᵉ inj. de 0,25 cc.				
2 55 30			80	272	52
2 56	5ᵐᵉ inj. de 0,50 cc.				
2 57			80	260	52
2 58	6ᵐᵉ inj. de 0.50 cc.				
2 59			80	248	48
3	7ᵐᵉ inj. de 0,50 cc.				
3 1			80	248	56
3 2	8ᵐᵉ inj. de 0,50 cc.				
3 3			82	252	48
3 4	9ᵐᵉ inj. de 1 cc.				
3 5			72		
3 5 30			80	248	48
3 6	10ᵐᵉ inj. de 1 cc.				
3 7			72		
3 7 30			78	240	44
3 8	11ᵐᵉ inj. de 1 cc.				
3 9			70		

Heures.	Injections.	Observations.	Pression.	Pulsations par minute.	Respir. par minute.
3ʰ 9′ 30″		L'animal est calme.	78	240	48
3 10	12ᵐᵉ inj. de 1 cc.				
3 11			70	252	60
3 12	1ʳᵉ inj. d'aly. à 1⁰/₀ de 0.50 cc.				
3 12 30		Convulsions.	36	128	
3 13 30			70	164	60
3 14	2ᵐᵉ inj. à 1⁰/₀ de 0,50 cc.				
3 15		La respiration est faible.	28	112	100
3 16 30			62	208	88
3 17	3ᵐᵉ inj. à 1⁰/₀ de 0,50 cc.				
3 17 30			30	108	168
3 18 30			54	212	144
3 19	4ᵐᵉ inj. à 1⁰/₀ de 0,50 cc.				
3 19 30		Secousses.			
3 20			28	108	100
3 21		Secousses.	42	216	100
3 21 30	5ᵐᵉ inj. à 1⁰/₀ de 0,50 cc.				
3 22 30			20	108	80
3 25		Secousses.	46	220	84
3 25 30	6ᵐᵉ inj. à 1⁰/₀ de 0,50 cc.				
3 26 30		Rythme couplé du cœur.	26	96	100
3 28		La respiration est irrégulière.	50	216	76
3 29	7ᵐᵉ inj. à 1⁰/₀ de 0,50 cc.				
3 30			26	104	108
3 30 30		La respiration s'accélère.			
3 31 30			46	220	124

(Entre les valeurs de 60 de la colonne « Respir. par minute » figure, en vertical : « La resp. n'est pas comptée à cause des convulsions. »)

Heures.	Injections.	Observations.	Pression.	Pulsations par minute.	Respir. par minute.
3 32	8me inj. à 1^0/$_0$ de 0,50 cc.	La pression tombe, la respiration s'accélère.			
3 33			24	108	240
3 34		La respiration s'est arrêtée.			
3 35		On installe la respiration artificielle.			
3 36			32	200	R. A.
3 37	9me inj. à 1^0/$_0$ de 0,50 cc.				
3 38			28	200	»
3 40			34	200	»
3 41	10me inj. à 1^0/$_0$ de 0,50 cc.				
3 42			28	196	»
3 43			32	204	»
3 44	11me inj. à 1^0/$_0$ de 0,50 cc.				
3 45			28		
3 47			26	188	»
3 48		L'animal est sacrifié.			

Expérience 11.

3 juillet 1906. Lapin 2045 gr. Trachéotomie. Injection intraveineuse d'alypine à 1^{00}/$_{00}$ (jugulaire gauche). Atropinisation préalable.

Heures.	Injections,	Observations.	Pression	Pulsations par minute.	Respir. par minute.
3 15		Mis au kymographion			
3 16 30		L'animal est calme	114	260	64
3 19 30	Inj. d'atropine 1^0/$_0$, 1 cc.				
3 22			112	264	
3 27	1re inj. d'aly. à 1^{00}/$_{00}$ 0,25 cc.				

Heures.	Injections.	Observations.	Pression.	Pulsations par minute.	Respir. par minute.
3 30	2ᵐᵉ inj. d'aly. à 1 ⁰⁰/₀₀ 0,25 cc.				
3 31			114	244	40
3 31 30	3ᵐᵉ inj. à 1⁰⁰/₀₀ 0,25 cc				
3 33			106	256	56
3 34 30	4ᵐᵉ inj. de 0,25 cc.				
3 35 30			102	244	60
3 37	5ᵐᵉ inj. de 0,50 cc.				
3 38			106	232	52
3 38 30	6ᵐᵉ inj. de 0,50 cc.				
3 40			106	240	60
3 41	7ᵐᵉ inj. de 0,50.				
3 42			110	212	68
3 42 30	8ᵐᵉ inj. de 0,50 cc.				
3 43		Secousses			
3 44			118	232	76
3 45	9ᵐᵉ inj. de 1 cc.				
3 46 30			106	196	96
3 47	10ᵐᵉ inj. de 1 cc.				
3 47 30		Secousses			
3 48 30			116	228	100
3 49	11ᵐᵉ inj. de 1 cc.				
3 49 30		Secousses			
3 50			116	228	100
3 51	12ᵐᵉ inj. de 1 cc.				

Heures.	Injections.	Observations.	Pression	Pulsations par minute.	Respir. par minute.
3h52'			112	220	96
3 52 30	1re inj. d'aly. à 1%,0,50cc.				
3 53		Convulsions. La pression tombe brusquem.	60		
3 54		Secousses			
3 55	2me inj. à 1% 0,50 cc.	La pression baisse			
3 55 30		Convulsions	44		
3 57 30		Convulsions	102	224	
3 58	3me inj. à 1% 0,50 cc.	Convulsions			
3 58 30			38		
4 30		Convulsions			
4 1		Convulsions	92	220	
4 2	4me inj. à 1% 0,50 cc.				
4 3			34	88	116
4 4 30	5me inj. à 1% 0,50 cc.	Convulsions			
4 6			32	80	76
4 7 30	6me inj. à 1% 0,50 cc.	La respiration est très irrégulière et faible. La press. baisse jusqu'à	22		
4 8 30		La respiration s'est arrêtée.			
4 9		On installe la respiration artificielle. Le cœur est irrégulier.	16		R. A.
4 10 30	7me inj. à 1% 0,50 cc.				
4 11 30		Rythme couplé du cœur.	20	88	»
4 14		Rythme couplé du cœur.	46	120	»
4 15	8me inj. à 1% 1 cc.				

Heures.	Injections.	Observations.	Pression.	Pulsations par minute.	Respir. par minute.
4 16			28	96	R. A.
4 19			30	64	»
4 20 30	19me inj. à 1°/$_{0}$ 0.50 cc.				
4 21 30			26	80	»
4 23			28	80	»
4 24			34	148	»

L'animal est sacrifié.

B. — *Deuxième série.*

Injections intraartérielles.

EXPÉRIENCE 1.

23 mai 1906. — Lapin 1650 gr. Trachéotomie. Injection d'alypine à 1°/$_{0}$ dans l'artère fémorale.

Heures.	Injections.	Observations.	Pression.	Pulsations par minute.	Respir. par minute.
3^{h} 30′ 30″		L'animal est calme.	100	188	68
3 39 30			98	180	66
4 31 30			98	208	68
3 42 30	1re inj. d'aly. à 1°/$_{0}$ de 1 cc.	L'animal est tranquille au moment de l'injection.			
3 43 30			90	260	60
3 44 30	2me inj. même dose				
3 45 30			86	266	64
3 46	3me inj. même dose				
3 47 30		La respiration est superficielle.	90	220	84

Heures.	Injections.	Observations.	Pression.	Pulsation par minute.	Respir. par minute.
3 48	4me inj. même dose				
3 49		Pouls couplé.	66	160	128
3 49 30		Convulsions.			
3 50	5me inj. même dose				
3 51		Convulsions.	54	240	120
3 52	6me inj. même dose				
3 52 30			40	216	192
3 54	7me inj. même dose				
3 54 30		Pouls couplé (auscult.)			
3 55			40	200	180
3 56	8me inj. même dose				
3 56 30		Pouls couplé par moment.	40	200	172
3 57 30	9me inj. même dose				
3 58			36	192	204
3 59 30	10me inj. même dose				
4			30	184	188
4^h 1′ 30″	11me inj. même dose				
4 2			28	168	188
4 3	12me inj. même dose				
4 4			24	134	204
4 5 30	13me inj. même dose				
4 6 30			20	128	0
4 7		Respiration artificielle.			
4 8 30			26	144	R. A.
4 10 30			32	104	»
4 12 30			36	144	»

Heures.	Injections.	Observations.	Pression.	Pulsations par minute.	Respir. par minute.
4 14 30		Arrêt de la respir. artifi. la respiration spontanée étant revenue.	34	132	
4 15					
4 18 30			20	88	
4 20			34	136	
4 22 30	14me inj. même dose				
4 23			26	84	
4 23 30	15me inj. même dose				
4 24			24	84	
4 24 30	16me inj. même dose				
4 25			22	96	

L'animal reçoit encore 12 cc. de la solution dans l'espace de 10 minutes, sans que son cœur s'arrête. 4ʰ 38 mort.

Résumé. — Ce tracé montre qu'immédiatement après le début de chaque injection la pression baisse graduellement. Chaque nouvelle injection amène un abaissement. Mais lorsqu'on laisse un certain temps de repos à l'animal, elle tend à remonter.

Le pouls s'accélère après les deux premières injections, se ralentit après deux injections suivantes et ensuite devient irrégulier ; mais à partir de la 15me injection le ralentissement persiste. Les convulsions commencent après la 4me injection, à ce moment l'animal a reçu 4 cc. de la solution.

La respiration s'arrête après injection de 13 cc. au total.

Expérience 2.

31 mai 1906. Lapin 1520 gr. Trachéotomie. Injection d'alypine à 1 °/₀₀ dans l'artère fémorale.

Heures.	Injections.	Observations.	Pression.	Pulsations par minute.	Respir. par minute.
4^h 52		L'animal est un peu agité.	96	236	208
4 54 30			96	252	180
5 1			88	240	96
5 5 30			90	240	68
5 6	1re inj. de 2 cc.				
5 7		Convulsions.	78	288	88
5 7 30		Convulsions.			
5 8 30	2me inj. même dose				
5 9 30		Convulsions.			
5 10 30			36	128	188
5 11		Etat subconvulsif.			
5 12	3me inj. même dose	Etat subconvulsif.			
5 12 50			32	132	148
5 13 30		Etat subconvulsif.	32	136	
5 15	4me inj. même dose	Etat subconvulsif.			
5 16 50			32	140	
5 17 50	5me inj. même dose	Etat subconvulsif.			
5 19			26	132	
5 19 50		Les convulsions cessent.	20	108	136
5 20 30	6me inj. même dose				
5 21		Arrêt de la respiration.	14	96	0
5 22 30		Respiration artificielle.	22	92	R. A.
5 32	7me inj. même dose				
5 32 30			20	96	»
5 33	8me inj. même dose				
5 33 30			20	92	»

La respiration ne peut pas être comptée à cause des convulsions.

Heures.	Injections.	Observations.	Pression.	Pulsations par minute.	Respir. par minute.
5 34	9ᵐᵉ inj. même dose				
5 34 30			18	76	R. A.
5 35	10ᵐᵉ inj. même dose				
5 35 30			12	52	»
5 36	11ᵐᵉ inj.				
5 37	même dose Mort.				

Résumé. — Immédiatement après la première injection de 2cm³ la pression ainsi que le pouls tombent graduellement.

Les convulsions apparaissent dès après la première injection, se répétant à des intervalles si rapprochés que la respiration est presque incomptable ; la dose de 12 cm³ en 6 injections produit l'arrêt de la respiration. Après avoir installé la respiration artificielle, on continue les injections et on obtient l'arrêt du cœur après la 11ᵐᵉ injection, ce qui correspond à 22 cc. de la solution.

Expérience 3.

2 juin 1906. — Trachéotomie. Injection d'alypine à 1 % dans l'artère fémorale. Section du pneumogastrique droit. Section, après ligature, du pneumogastrique gauche.

Heures	Injections.	Observations.	Pression.	Pulsations par minute.	Respir. par minute.
4ʰ 4′		L'animal est calme.	90	168	
4 6			92	212	
4 13 30			96	240	76
4 14 30		Section du pneumogastrique droit.			
4 15 50		Ligature et section du X g.			
4 19 30		Faradisation du bout périphérique du X g. Dist. = 15 La pression tombe considér.			
4 20 30			94	232	52
4 22 30			98		52

Heures.	Injections.	Observations.	Pression.	Pulsations par minute.	Respir. par minute.
4 23 30	1re inj. de 1 cc.	L'animal est tranquille pendant l'injection.			
4 24 30			82	240	52
4 25 30	2me inj. même dose				
4 26 30		Petites secousses.	72	192	
4 27	3me inj. même dose				
4 28 30			50	176	64
4 29	4me inj. même dose				
4 29 30		Convulsions.			
4 30 30		Petites secousses.	38	141	
4 31	5me inj. même dose				
4 31 30		Etat subconvulsif.			
4 32 30		Etat subconvulsif.	24	114	
4 33	6me inj. même dose				
4 34 30			22	105	
4h 35'	7me inj. même dose	La respiration s'arrète.			
4 36 30			20	99	0
4 37	8me inj. même dose				
4 47 30			12	100	0
4 38		On installe la respiration artificielle.			R. A.
4 39 30			28	120	—
4 41 30		Farad. du X g. Dist. des bobines = 15 cm. La pression n'est pas influencée.			
4 42 30			32	150	—
4 43 30		Farad. du X g. Dist. = 12 La pression reste presque invariable.			

Heures.	Injections.	Observations.	Pression.	Pulsations par minute.	Respir. par minute.
4 45		Arrêt de la respiration artificielle.			
4 45 30		Petites secousses, sang noir.			
4 46		La respiration artificielle est rétablie.			
4 47 30			32	108	R. A.
4 48 30		Farad. du bout périphérique du X g. Dist. des bobines = 10 sans effet.			
4 49 30			36	140	—
4 50		Grandes secousses.			
4 55	9me inj. de 2 cc.				
4 56 20			32	104	—
4 57	10me inj. de 2 cc.				
4 57 30		Convulsions.	30	102	—
4 59	11me inj. même dose				
5			26	105	—
5 1	12me inj. même dose				
5 2			20	96	—
5 3	13me inj. même dose				
5 3 30			18	101	—
5 5	14me inj. même dose				
5 5 30			16	78	—
5 7	15me inj. même dose	La pression tombe brusquement.			
5 12		Mort.			

Résumé. — Le but de cette expérience est d'observer l'action de l'alypine sur les terminaisons cardiaques du pneumogastrique. Ayant sectionné le vague dans son trajet cervical et après avoir, avec un courant faradique d'intensité déterminée, obtenu l'arrêt cardiaque avec la chute de la pression caractéristique, nous injections l'alypine dans le système vasculaire. Une fois les phénomènes généraux caractéristiques obtenus, nous procédions de nouveau à l'électrisation du bout périphérique du vague. Or après que l'animal eût reçu 0,08 cgr. d'alypine, la respiration étant arrêtée et remplacée par la respiration mécanique, la faradisation avec un courant d'intensité égale ou supérieure a donné lieu, en place de ralentissement, à une accélération notable. Nous en devons conclure que, à dose toxique, l'alypine paralyse le pneumogastrique. En outre, en observant la marche de l'expérience, nous voyons comme dans les expériences précédentes, la pression tomber immédiatement après la première injection ; cette baisse de la pression continue après les injections suivantes d'une manière graduelle jusqu'au moment où la respiration s'arrête. La pression est alors de 12 mm. H g. Dès qu'on installe la respiration artificielle, elle remonte. Le pouls reste invariable après la première injection, il se ralentit au contraire après les injections suivantes. L'animal commence à convulser après avoir reçu 4 cc. en 4 injections et pendant toute la durée de l'expérience reste subconvulsivant. La dose de 8 cc arrête la respiration, la dose de 15 cc. en 15 injections tue l'animal.

Expérience 4.

6 juin. — Lapin 2245 gr. Trachéotomie. Injections d'alypine à 1°/₀ dans l'artère fémorale. Le pneumogastrique gauche est soulevé·

Heures.	Injections.	Observations.	Pression.	Pulsations par minute.	Respir. par minute.
4ʰ 56′		L'animal est un peu agité.			
5 1			100	240	92
5 2 30		Farad. du X g. Dist. des bobines = 15. La pression tombe. L'animal conv. un peu.			
5 4 30			100	260	80

Heures.	Injections.	Observations.	Pression.	Pulsations par minute.	Respir. par minute.
5 7	1re inj. de 1 cc.				
5 7 30		Petites secousses.			
5 8			92	260	80
5 9	2me inj. même dose.				
5 10			84	252	76
5 11	3me inj. même dose				
5 12			70	236	88
5 13	4me inj. même dose				
5 13 30		Secousses.			
5 14			60	248	120
5 15	5me inj. même dose				
5 16		Convulsions.	54	240	
5 17	6me inj. même dose	Convulsions. Rythme couplé.			
5 17 30		Farad. du X g. Dist. des bobines = 15. La pression ne baisse pas.			
5 18		Convulsions.			
5 19	7me inj. même dose				
5 20			44	240	—
5 20 30	8me inj. même dose	Secousses.			
5 22			38	224	
5 23	9me inj. même dose				
5 23 30		Secousses. Rythme couplé.	36	224	
5^h 24' 30"	10me inj. même dose	Etat subconvulsif.			
5 25 30			32	224	

La respiration ne peut être comptée à cause des convul.

Heures.	Injections.	Observations.	Pression.	Pulsations par minute.	Respir. par minute.
5 26	11ᵐᵉ inj. même dose	Etat subconvulsif.			
5 27 30			28	200	
5 28	12ᵐᵉ inj. même dose	Etat subconvulsif.			
5 29			26	192	
5 30	13ᵐᵉ inj. même dose				
5 31 30			24	168	
5 32	14ᵐᵉ inj. même dose	La respiration commence à s'arrêter.			
5 33 30		La respiration s'est arrêtée.			
5 34		Respiration artificielle.			R. A.
5 35 30		Rythme couplé.	26	144	»
5 39			26	144	»
5 54			28	184	»
5 55	15ᵐᵉ inj. de 3 cc.				
5 58 30			12	40	»
6 30			12	56	»
6 2			12	60	»
6 3		Mort.			

Résumé. — La lecture de ce tracé nous montre que la pression tombe immédiatement, dès après la première injection, et qu'elle continue à s'abaisser graduellement jusqu'à la mort. Le pouls se ralentit dans de faibles proportions après les premières injections. et d'une façon beaucoup plus appréciable depuis la 13ᵐᵉ injection.

Les convulsions apparaissent après la 5ᵐᵉ injection (de 1 cc. chacune) et se répètent à des intervalles irréguliers. A la 14ᵐᵉ injection la respiration s'est arrêtée, à ce moment le cœur devient irrégulier. L'injection suivante de 3 cm³, poussée en une seule fois, tue l'animal malgré la respiration artificielle.

C. — *Troisième série.*

Injections intrapéritonéales.

EXPÉRIENCE 1.

13 juin 1906. — Lapin 1910 gr. Ether. Laparotomie. Injection intrapéritonéale d'alypine à 1 % (0,08 par kilo). Pneumogastrique gauche soulevé.

Heures.	Injections.	Observations.	Pression.	Pulsations par minute.	Respir. par minute.
3ʰ 41′			96	276	140
3 42 30″			94	284	
3 47		Farad. du X g. dans sa continuité. Dist. des bob. = 15. Forte chute de la pres.			
3 48 30			84	272	80
3 51			84	240	63
3 53			86	252	79
3 54	Inj. d'aly. à 1 % 15,25 cc.	Au moment de l'injection l'animal est calme.			
3 55 30		L'animal est calme.	78	272	71
3 57 30			62	240	98
3 58		La respiration devient très rapide.			
3 59		Convulsions.			
4			38	128	180
4 1		Convulsions.			
4 3			30	108	180
4 4 30		La respiration s'est arrêtée.	20	80	0
4 5		Respiration artificielle.			R. A.
4 6 30		Farad. du X g. Dist. = 15 ne donne rien.	34	108	»
4 8		Secousses.			
4 9			20	108	»

Heures.	Injections.	Observations.	Pression.	Pulsations par minute.	Respir. par minute.
4 10		Farad. du X g. Dist. $=12$ *ne donne rien.*	26	116	R. A.
$4^{h} 11' 30''$			26	104	»
4 13 30	Inj. intraveineuse de 0,25 cc. d'adrenaline à 1 $^{0}/_{00}$				
4 16 30		Secousses.	72	116	»
4 17		Secousses. La pres. tombe.			
4 19			42	112	»
4 21			34	108	»
4 23		Arrêt de la respiration artificielle.	20	108	
4 23 30		On rétablit la respiration artificielle.			R. A.
4 24 30			30	100	»
4 25		La pression baisse fortement.			
4 27		L'animal est sacrifié.			

Résumé. — Lorsque nous examinons ce tracé, nous constatons qu'en employant une dose massive, la pression sanguine baisse progressivement jusqu'au 20 mm. de mercure, au moment où la respiration naturelle s'arrête. Le pouls se ralentit immédiatement après l'injection ; ce ralentissement va en progressant jusqu'à la fin de l'expérience.

Expérience 2.

15 juin 1906. — Lapin 1900 gr. Trachéotomie. Ether. Laparotomie. Injection intrapéritonéale d'alypine à 1 $^{0}/_{0}$ en raison de 0,07 gr. par kilo. Le pneumogastrique gauche soulevé.

Heures.	Injections.	Observations.	Pression.	Pulsations par minute.	Respir. par minute.
4ʰ 12′ 30″		L'animal est calme.	106	260	136
4 14 30			106	248	96
4 16 30			106	252	80
4 17		Farad. du X g. dans sa continuité. Dist. $=16$. La pres. baisse. L'animal conv.		232	
4 21		Farad. du X g. Dist. $=16$ Forte chute de la pression.		200	
4 22 30			96	240	64
4 24 30			102	240	56
4 30			100	252	60
4 31 30	Inj. de 13,30 cc. d'aly. à 1 %				
4 33 30		L'animal est tranquille.	86	264	56
4 35		Convulsions.	70	228	64
4 35 30		Convulsions.			
4 36 30		Rythme couplé du cœur.	50	224	136
4 38 30		Etat subconvulsif.	38	112	
4 39 30		Etat subconvulsif. La respiration est très faible.	34	112	
4 40 30		Farad. du X g. Dist. $=16$ ne donne rien (paralysé).	30	112	
4 41 30		La respiration est presque arrêtée.	32	108	
4 42 30		Farad. du X g. Dist. $=12$ Le pneumog. est paralysé.			
4 43 30			26	112	
4 44		La respiration est arrêtée.			
4 45			16	88	
4 45 30		Respiration artificielle.			R. A.
4 46 30			32	144	»
4 48 30		Farad. du X g. Dist. $=10$ ne donne rien.	38	100	
4 50 30			42	104	»

La respiration ne peut pas être comptée à cause des convulsions.

Heures.	Injections.	Observations.	Pression.	Pulsations par minute.	Respir. par minute.
4 51 30	Inj. de strych- nine à $1^{00}/_{00}$ 1 cc. dans la veine auric.	Fortes convulsions.			
4 53 30		Convulsions continuent.	36	108	A. R.
4 58 30		Formation d'un caillot.			
5		L'animal est sacrifié.			

Résumé. — La pression tombe brusquement après l'injection, cet abaissement de la pression atteint son maximum 12 minutes après l'injection. Puis la pression s'élève graduellement et retrouve presque son niveau initial. Le pouls se ralentit, mais d'une manière insensible et reste tel jusqu'à la fin de l'expérience, interrompue par la formation d'un caillot. La respiration s'est arrêtée 12′30″ après l'injection.

Expérience 3.

4 juillet 1906. — Lapin 2145 gr. Trachéotomie. Injection intra-péritonéale d'alypine à 1 $^0/_0$ à raison de 0,05 cc. par kilo.

Heures.	Injections.	Observations.	Pression.	Pulsations par minute.	Respir. par minute.
3 36		L'animal est très polyp- néique, la respiration est presque incomptable.			
3 57			112	280	320
3 59	Inj. intrapérit. d'aly. de 0,05 p. kilo en tout 10,70 cc.				
3 59 30		La polypnée disparaît, la respiration n'est pas très fréquente.			
4 1 30		L'animal est tranquille.	98	284	176
4 3 30			92	228	180
4 5 30		Convulsions.			

Heures.	Injections.	Observations.	Pression.	Pulsations par minute.	Respir. par minute.
4 7		Secousses. Rythme couplé du cœur.	66	248	216
4 8		Convulsions.			
4 10		Convulsions.			
4 11		Rythme couplé du cœur.	60	248	160
4 12		Etat subconvulsif.			
4 13 30			64	248	148
4 16 30			70	248	160
4 19		Etat subconvulsif	74	248	
4 22 30			78	248	
4 27			82	252	
4 29		Etat subconvulsif.	84	244	
4 46		L'animal devient tranquille	86	240	72
4 57			88	248	48
5 2			88	252	44
5 8			90	256	40
5 17			94	248	44
5 40			96	252	48
5 51			100	252	
6		L'animal est sacrifié.			

Résumé. — Cette expérience, comme les précédentes de cette série, nous montre que l'injection intrapéritonéale d'une dose massive de 0,05 cgr. d'alypine par kilo, provoque une baisse passagère de la pression correspondant au début des convulsions ; la pression se relève pour retrouver sa hauteur initiale après un intervalle de 1ʰ 40′.

Expérience 4.

5 juillet 1906. — Lapin 2225 gr. Trachéotomie. Injection intrapéritonéale d'alypine à 1 °/₀. La dose injectée est de 0 gr., 065 par kilo.

Heures.	Injections.	Observations.	Pression.	Pulsations par minute.	Respir. par minute.
2ʰ 45′ 30″		L'animal est polypnéique	102	276	
3 1			94	304	264
3 7			96	252	68
3 9			98	288	76
3 9 30	Ini. d'aly. dans le péritoine de 14,46 cc.				
3 11		La resp. est irrégulière.	86	306	
3 12 30			80	288	60
3 13 30			70	276	60
3 15 30			54	264	76
3 16 30			48	264	44
3 18			50	248	48
3 19 30		Convulsions.			
3 20			54	256	176
3 21 30			56	256	136
3 22		Secousses.			
3 23		Secousses.	52	264	120
3 24 30			54	256	182
3 26			54	256	150
3 28 30			58	248	114
3 40 30		Secousses.	64	264	56
3 47 30			74	268	56
4			84	276	52
4 15			90	260	36
4 20			84	268	36
4 25			88	228	36
4 30			90	272	36
4 35			92	276	60
4 51			94	288	36
5 1			94	272	40
5 3				280	40
5 7		Tué par la teinture de strophantus.			

Résumé. — L'injection intrapéritonéale de 14,46 cc. de la solution (= 0,065 cgr. par kilo) produit la chute de la pression et le ralentissement du pouls pendant les premières 15 minutes, qui suivent l'injection, puis survient un relèvement graduel de la pression qui 1ʰ 38′ après le début de l'expérience atteint presque le degré initial.

Expérience 5.

10 janv. 1907. — Lapin 1355 gr. Trachéotomie. Ether. Laparotomie. Injection intrapéritonéale d'alypine à 1 % en raison de 0,09 cgr. par kilo.

Heures.	Injections.	Observations.	Pression.	Pulsations par minute.	Respir. par minute.
4ʰ		Mis au kymographion. L'animal est un peu agité.			
4 2′			120	240	52
4 4			122	252	56
4 7			120	256	56
4 10	Inj. de 17,60 cc. à 1 %				
4 13			72	148	80
4 15			50	128	148
4 18			28	120	212
4 19		Arrêt de la respiration.			
4 19 30		Respiration artificielle.			
4 21			10	148	R. A.
4 23			38	164	»
4 25			36	212	»
4 27			32	196	»
4 33			34	172	»
4 41			32	164	»
4 43			46	196	»
4 45			46	204	»
4 51			46	216	»
4 53			46	216	»
5 1			46	216	»

Heures.	Injections.	Observations.	Pression.	Pulsations par minute.	Respir. par minute.
5 3		Arrêt de la respiration artificielle.	52	204	R. A.
5 5			58	208	
5 6		Respiration spontanée.	62	224	120
5 8			66	208	
5 19			78	224	
5 21			80	216	
5 22 30			82	220	
5 24 30			84	224	44
5 27			88	216	52
5 29			88	212	44
5 31			90	232	48
5 33			92	220	44
5 35			92	212	48
5 36		Tué.			

Résumé. — Ce tracé confirme les résultats déjà relevés au cours des autres expériences de même type ; la pression tombe après l'injection pour atteindre un minimum qui, ici, répond à l'arrêt de la respiration naturelle et à l'installation de la respiration artificielle, puis pour se relever graduellement sans atteindre pourtant le niveau initial.

VIII. *Etude des tracés.*

Lorsque nous examinons les tracés, que nous avons obtenus avec les lapins en pratiquant nos injections par trois voies différentes, nous voyons qu'ils ont donné des résultats semblables, malgré que le titre de la solution employée ait varié, puisque nous avons utilisé le médicament tantôt au millième, tantôt au centième : malgré aussi que les doses injectées l'aient été tantôt en une fois, tantôt par fractions et successivement. Les tracés faits après section préalable des vagues, ou après paralysie, par l'atropine, de l'appareil d'arrêt du cœur, ne diffèrent en rien des autres. Vu l'analogie presque parfaite de nos expériences, nous pouvons tirer les conclusions suivantes, concernant les effets cardio-vasculaires de l'alypine ;

PRESSION. 1° *voie intrapéritonéale.* — La pression s'abaisse constamment, d'abord avec une certaine rapidité, puis avec plus de lenteur. Mais, une fois que le poison, entièrement resorbé, a commencé à s'éliminer ou se détruire dans l'organisme, elle remonte graduellement et lentement, toutefois sans atteindre jamais la hauteur initiale : ceci, même lorsque le lapin reste très longtemps en observation. (1 heure à 1 20 minutes).

2° *Voie vasculaire.* — Ici l'abaissement est rapide d'abord, puis plus lent, mais progressif jusqu'à la fin, l'animal recevant des doses successives du poison et s'intoxiquant, par conséquent, progressivement.

PULSATIONS : Parallèlement avec l'abaissement de la pression on voit les pulsations se ralentir dès le début : lorsqu'on emploie l'injection intraartérielle on a une petite accélération temporaire après la première injection surtout ; mais ceci est dû à l'excitation produite par l'intervention.

Si nous comparons à ces tracés obtenus avec l'alypine ceux que l'on recueille en employant la cocaïne ou la stovaïne, nous constatons les faits suivants :

La *stovaïne* donne lieu à un graphique de la pression et des pulsations de même type que celui figurant les effets de l'alypine. Toutefois, chez des lapins ayant été observés pendant un même espace de temps que les nôtres, la stovaïne, lorsqu'elle s'élimine, laisse remontrer la pression au niveau normal ou même au dessus de ce niveau ; ce qui, nous l'avons vu, ne s'observe pas avec l'alypine. D'autre part, dans la seconde période de son action surtout, la stovaïne donne lieu à une certaine accélération du pouls, accélération du reste très modeste. Il semblerait donc que, des deux corps, celui qui atteindrait le moins puissamment le cœur serait la stovaïne.

Quant à la *cocaïne*, étant donné ses actions vasculaires, nous ne nous étonnerons pas de lui voir fournir un graphique assez différent. Avec cette substance, en effet, *la pression* après une courte période d'abaissement consécutif à l'injection intrapéritonéale et due au choc, s'élève graduellement et dépasse toujours le point de départ. Ce phénomène de l'augmentation de pression, en relation avec l'action vaso-constrictive de la substance, persiste jusqu'au moment où débute la période de dépression terminale.

Le *pouls*, accéléré très temporairement par le fait de l'injection de cocaïne, se ralentit et, de beaucoup le plus souvent, reste plus lent qu'il n'était à l'état normal. Même dans la période des convulsions, pourvu qu'il soit noté dans l'intervalle de celles-ci, il est plus lent qu'avant l'intervention thérapeutique. Cependant il y a ici quelques anomalies, en ce sens que parfois, il redevient plus rapide que la normale.

Respiration.

L'examen de la respiration, enregistrée au cours des mêmes expériences, nous démontre que lorsqu'on utilise l'injection péritonéale, l'on voit, sous l'influence de l'alypine, la respiration se ralentir d'une façon assez nette pendant un certain temps, puis reprendre une rapidité croissante (période préconvulsive), et dépasser notablement la normale dans la période convulsive. Ensuite survient un ralentissement plus ou moins accentué selon la dose injectée. Ces deux dernières périodes se retrouvent avec la cocaïne et la stovaïne.

Seulement avec ces alcaloïdes nous ne rencontrons pas, dans la majorité des cas, cette période de ralentissement primitif, qui caractérise nos tracés d'alypine. Ceci nous paraît en rapport avec l'état de demi-torpeur, de somnolence, que nous avons noté comme appartenant aux premiers effets de l'alypine (effets généraux, pages 23-40). Cette demi-torpeur, rappelons-le, était totalement absente des tableaux réalisés par les animaux intoxiqués comparativement par la cocaïne.

Chapitre III.

DÉDUCTIONS THÉRAPEUTIQUES ET CONCLUSIONS

De l'étude expérimentale et comparative, dont nous venons de donner les résultats, nous pouvons tirer les déductions et conclusions suivantes :

I. L'alypine semble douée d'une action anesthésiante locale identique, quant à sa puissance, à celle de la cocaïne, et supérieure à celle de la stovaïne. Quant à l'électivité qu'elle possède à l'égard des appareils sensitifs, elle tient, l'injection dans le canal vertébral le démontre, le milieu entre la cocaïne et la stovaïne; en effet, à activité anesthésiante équivalente, elle paralyse les éléments moteurs plus que la première de ces bases, moins que la seconde.

D'autre part, par une autre de ses propriétés, l'alypine nous paraît tenir encore la place intermédiaire entre la cocaïne et la stovaïne, c'est en ce qui concerne sa diffusibilité. Celles de nos expériences faites par injection dermique et hypodermique nous la montre ne produisant pas une zone d'analgésie aussi étendue que celle résultant d'une injection de cocaïne de même masse. Mais les résultats de l'injection dans le canal rachidien donnent la certitude que sa diffusibilité, pour être moindre que celle de la cocaïne, est supérieure néanmoins à celle de la stovaïne. Nous n'avons jamais observé, comme avec cette dernière, des anesthésies limitées aux régions sacrées et lombaires.

De même les anesthésies unilatérales ont été moins fréquentes. Et lorsqu'il y avait simplement prédominence de l'action analgésiante sur l'un des membres postérieurs, cette prédominence était moins frappante.

II. L'anesthésie oculaire que déterminait l'alypine était, chez les animaux, aussi marquée que celle obtenue avec la cocaïne. Il y aurait donc ici une réelle supériorité de l'alypine sur la cocaïne en ce sens qu'elle ne détermine ni dilatation de la pupille, ni dépoli de la cornée.

III. Mais l'étude que nous venons de faire de l'alypine doit, avant tout, nous servir à répondre à cette question : l'utilisation de cette substance, en tant qu'anesthésique local, se recommande-t-elle au praticien? Les inconvénients qui sont ceux de la cocaïne n'ont-ils aucune chance de se retrouver dans l'usage de l'alypine.

Rappelons nous tout d'abord que la cocaïne donne lieu à deux ordres d'accidents. Les uns sont en général de médiocre importance, quoiqu'inquiétants à vrai dire, et en tout cas fort gênants pour l'opérateur aussi bien que pour l'opéré. Ce sont des syncopes précédées et accompagnées de leur cortège habituel de malaises : la faiblesse extrême, la sensation de mort imminente, la nausée et même le vomissement ; — puis, symptômes d'un tout autre ordre. ce sont l'agitation, le délire, les hallucinations même.

Les symptômes du premier groupe sont dus à la vaso-constriction intense qui est la caractéristique de l'action première de la cocaïne sur l'appareil vasculaire; ceux du second résultent de l'action excitante que possède cette substance lorsqu'elle aborde le système nerveux sous forme de solution très diluée.

Ce délire, cette agitation, ne sont d'ailleurs que les prodromes des convulsions qui parfois apparaissent au cours des empoisonnements graves par la cocaïne, de ces empoisonnements qui donnent lieu au second ordre d'accidents, dont nous parlions tout à l'heure. Ici le tableau est plus tragique, car à la pâleur de la face se substitue bientôt la cyanose ; la perte de connaissance se transforme en un coma profond ; le pouls s'affaiblit encore et s'accélère, la respiration s'embarrasse, puis s'arrête, en même temps à peu près que l'organe central de la circulation cesse à son tour de fonctionner.

Ici, répétons-le, il s'agit de malades ayant absorbé la dose toxique brute du médicament. Au contraire, les premiers accidents dont nous parlions (syncopes, excitation psychique) peuvent avoir été déterminés par une dose bien proche de la dose thérapeutique, et qui ne donne lieu à des inconvénients qu'en raison d'une certaine sensibilité individuelle du sujet.

Or, quand on apprécie la valeur relative d'un anesthésique local par rapport à la cocaïne il faut, comme le fait remarquer chaque année dans ses leçons notre maître, M. le professeur Mayor, ne pas perdre de vue cette distinction entre les accidents précoces dus aux doses thérapeutiques ou légèrement exagérées, et les accidents, plus tardifs en général, dus à des doses d'importance plus considérable.

Il est aisé de comprendre en effet qu'un corps qui présenterait une toxicité à peu de chose près égale à celle de la cocaïne, pourrait ne pas posséder ces deux qualités de vasoconstricteur puissant, et d'excitant du système nerveux central, qui conditionnent les accidents primitifs causés par cet alcaloïde. En ce cas il sera promptement considéré par les praticiens comme beaucoup moins dangereux que la cocaïne. Il ne faut pas oublier en effet que la syncope cocaïnique d'origine vaso-constrictive, non seulement effraie l'opérateur, mais peut fort bien devenir mortelle; ceci en raison même de ce que l'alcaloïde dont nous parlons est un débilitant cardiaque direct, et de ce que le cœur du patient peut se trouver être préalablement affaibli dans sa résistance. Nous le répétons, le médecin pourra fort bien, et avec raison, affirmer, en pareil cas, que le médicament nouveau est moins nocif que l'ancien, tandis que l'expérimentateur, se basant sur ses déterminations de la dose toxique, soutiendra qu'au contraire le corps qu'il a examiné n'est pas moins à craindre que celui auquel on voulait le substituer. Il nous paraît que justement c'est le cas pour l'alypine.

Reprenons, en effet, ce que nous avons pu observer au cours de celles d'entre nos expériences qui ont porté sur l'action cardiovasculaire de l'alypine d'une part, et sur les effets qu'elle produit sur le système nerveux central d'autre part. Les premières nous ont montré, en l'alypine, un corps vasodilatateur, atteignant certes le cœur, mais dans des proportions qui n'ont rien d'inquiétant en ce qui regarde les premiers effets de la drogue, c'est-à-dire ceux résultant de doses que l'on peut considérer comme thérapeutiques, Si, à l'égard du cœur, la stovaïne paraît plus innocente encore que l'alypine, celle-ci n'est cependant pas plus nuisible que la cocaïne; et, répétons-le, à la période où cette dernière manifeste une action vasoconstrictrice nette, l'alypine produit au contraire une vasodilatation : vasodilatation qui, d'ailleurs reste assez modérée, au moins aux doses que nous avons en vue.

Nous voyons donc qu'il n'y a aucune raison de craindre avec l'alypine les états demi-syncopaux, les syncopes même, auxquelles exposent les injections de cocaïne à dose thérapeutique.

Quant aux effets cérébraux de l'alypine, ils se distinguent nettement de ceux de la cocaïne. L'injection intraveineuse nous a montré, avec la première de ces substances, un état de somnolence précédant les convulsions, ou se montrant dans l'intervalle de deux crises ; phénomène qui ne se montre jamais au cours de l'intoxication générale par la cocaïne. L'on pouvait dès lors soupçonner que l'alypine ne devait point donner lieu à des phénomènes d'excitation psychique semblables à ceux qui caractérisent l'action de la cocaïne. Les expériences faites par injection intracérébrale semblent confirmer cette manière de voir. Car, tandis qu'avec la cocaïne, après une première période de paralysie, on observe des convulsions puis du délire : avec l'alypine la phase d'excitation ne se marque que par des convulsions rares et très modérées, le délire ayant toujours fait défaut. D'où nous pouvons conclure qu'il y a infiniment de chance pour que l'excitation psychique, parfois inquiétante, qui a succédé, chez certains sujets, à l'injection sous-cutanée de cocaïne, ne se montrera pas lorsqu'on injectera l'alypine : et d'ailleurs il ne semble pas que les cliniciens aient observé, jusqu'à présent, d'accidents cérébraux dûs à cette dernière substance.

Quant aux accidents cocaïniques du deuxième ordre, c'est-à-dire quant à ceux qui résultent de l'introduction de doses exagérées de la substance, il semblerait d'après nos recherches que l'alypine pût les faire apparaître si ce n'est à dose égale, au moins à dose légèrement supérieure ; car sa toxicité se rapproche beaucoup de celle de la cocaïne, tandis qu'elle est presque double de celle de la stovaïne. Cependant ceci ne doit s'entendre que des cas où l'intoxication serait provoquée par l'injection du poison sous la peau. Les effets de l'ingestion, que nous n'avons pas étudié comparativement, peuvent être différents et modifiés par la plus ou moins grande fragilité de la molécule des médicaments comparés entre eux.

Ajoutons enfin une remarque qui n'a jusqu'à présent qu'un intérêt d'ordre purement expérimental. Au cours de nos recherches sur les actions cardiovasculaires de l'alypine nous avons remarqué que cette substance paralysait assez promptement les extrémités intracardiaques du vague ; il nous a paru que cet effet paralysant était beaucoup plus précoce que celui que produit la cocaïne.

BIBLIOGRAPHIE

J. Chevalier et Scrini. *Sur le monochlorhydrate de l'alcool benzoyl — 1.3 tétraméthyldiamino 2 éthylisopropylique.* Bulletin général de Thérapeutique, T. 151, 1906, p. 365.

Finder. *Ueber Alypin in der rhino-laryngologischen Praxis.* Berliner klin. Wochenschr., 1906, Nr. 5.

Impens. *Ueber Lokalanästhesie.* Deutsche Medizinische Wochenschrift, 1905, Nr. 29.

Joseph und Kraus. *Alypin, ein neues Lokalanästheticum.* Deutsche Medizinische Wochenschrift, 1905, Nr. 49.

Th. J. Joulebine. Roussky Wratch, 31. XII., 1906.

Kendirdjy et Berthaux. *L'anesthésie chirurgicale par injection sousarachnoïdienne de Stovaïne.* Presse Médicale, 1904, 15 oct.

Köllner. Berliner klin. Wochenschrift, 1905, Nr. 43.

Lucke. *Die Lokalanæsthesie in Blase und Harnröhre.* Monatsschrift für Harnkrankheiten und sexuelle Hygiene, 1905, Nr. 10.

Neustätter. *Ueber Alypin, einen neuen Kokainersatz in der Augenpraxis.* Münchener medizinische Wochenschr., 1905, Nr. 42.

Ohm. *Beitrag zur Verwendung des Alypins.* Wochenschrift für Therapie und Hygiene des Auges, T. IX., Nr. 6.

Peckert. *Lokalanæsthesie mit Alypin.* Deutsche zahnärztliche Wochenschrift, T. VIII, Nr. 43.

Seeligsohn. *Ueber Alypin, ein neues lokales Anästheticum.* Deutsche medizinische Wochenschrift, 1905, Nr. 35.

Seifert. *Ueber Alypin.* Deutsche medizinische Wochenschrift, 1905, Nr. 34.

v. Sicheren. *Alypin, ein neues Anæsthetikum.* Ophtalmologische Klinik, 1905, Nr. 16.

Stotzer. *Alypin, ein neues Lokalanæsthetikum.* Deutsche medizinische Wochenschrift, 1905, Nr. 36.

Weil. *Alypin, ein neues Lokalanæstheticum.* All. med. Centralzeitung, 1905, Nr. 36.

TABLE DES MATIÈRES

www.ingramcontent.com/pod-product-compliance
Lightning Source LLC
LaVergne TN
LVHW021732170726
843503LV00004B/1520